中国食文化丛书
Food Culture Books of China



# 黄姜养生饮食

张仁庆 编著

中国社会出版社

**图书在版编目（CIP）数据**

黄姜养生饮食 / 张仁庆编著. —北京：中国社会出版社，2014. 7
ISBN 978 - 7 - 5087 - 4790 - 3

Ⅰ. ①黄…　Ⅱ. ①张…　Ⅲ. ①姜—食物养生　Ⅳ. ①R247. 1

中国版本图书馆 CIP 数据核字（2014）第 144460 号

---

书　　名：黄姜养生饮食
编 著 者：张仁庆
责任编辑：毛健生
策划编辑：侯继刚　浦晓晶

---

出版发行：中国社会出版社　邮政编码：100032
通联方法：北京市西城区二龙路甲 33 号新龙大厦
电话：编辑部：（010）66082078
邮购部：（010）66060275
销售部：（010）66051698　传真：（010）66080880
（010）66080300　传真：（010）66051713
（010）66080360　传真：（010）66063678
网　　址：www. shcbs. com. cn
经　　销：各地新华书店

---

印刷装订：北京华创印务有限公司
开　　本：140mm × 203mm　1/32
印　　张：6. 125
字　　数：150 千字
版　　次：2014 年 7 月第 1 版
印　　次：2014 年 8 月第 1 次印刷
定　　价：12. 00 元

# 《中国食文化丛书——黄姜养生饮食》

## 编 委 名 单

编　著：张仁庆

编　委：（排名不分先后）

王　冰　郑大坤　杨万祥　于　康　张云甫
马汴梁　袁培敏　吴　标　刘　欣　赵庆华
闫修芬　王俐华　赵　军　赵　玲　王健美
叶莲芳　陈志云　张韶云

# 张仁庆简历

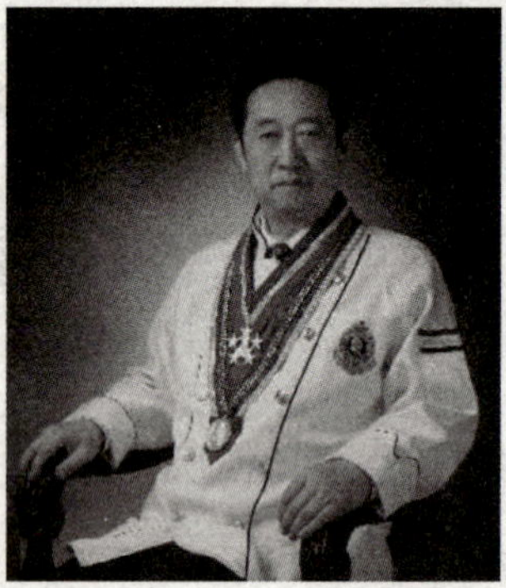

张仁庆，汉族，1955 年 3 月出生于山东烟台，经济法学硕士，现任北京奇山文化艺术交流中心总经理、中国食文化中心主任、中国人口文化促进会会员、国家级中式烹调评委、中国食文化丛书主编。

长期致力于中国食文化的研究和烹饪教学工作，先后主持编辑出版了《实用科技信息汇编》《中国名菜 30 例续编》《家庭烹饪》《调味与拌馅》《中国迷宗菜》《调味宝典》《中国名菜荟萃》《烟台家常菜谱》《中国名师菜典》等食文化的书刊 90 余本，并策划录制了《中国冷拼》《西点精萃》《鲁菜精选》《鸡尾酒的调制》《宫廷御膳》等 20 多部 VCD 和电视教学片。1993 年 6 月，北京电视台摄制的大型系列人物传记片《燕山儿女》，对其事迹作了专题报道。

# 内容简介

谚语讲:“夏吃大蒜冬吃姜,不劳医生开药方。”“葱姜进了城,药店关了门。”这些谚语说明了黄姜的食疗、食补作用早被人们所熟悉,早已被人们所掌握。葱、姜、蒜看起来很普通,是我国人民餐桌上的副食品和调味品,但它们的潜在功能远远没有被挖掘出来,需要我们进一步开发利用,造福于人民。

本书系作者根据多年的教学经验及生活实践,从民间搜集、整理出的关于黄姜的健康饮食秘方以及食疗食补验方。

# 目 录

## 第一章 姜的概述



## 第二章 姜与饮食



## 第三章 姜的妙用

## 第四章 姜的养生与保健功能



## 第五章 姜的对症食疗

## 第六章　综合篇

# 第一章

# 姜的概述

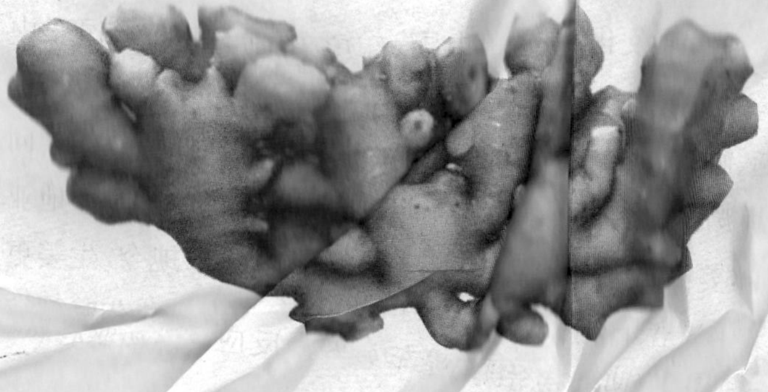

辛辣美味　通气理肺
调味营养　植物精品

## 第一节 姜的栽培历史

黄姜，又名姜、鲜姜。新的姜嫩芽称芽姜。姜是多年生宿根草本植物姜的根茎。初生的姜非常嫩，它的尖是紫色的，因此又名紫姜、子姜。宿根被称为母姜；新鲜的姜一般叫生姜；晒干后的姜又叫干姜；粉碎后叫姜粉。

姜的栽培历史悠久。据记载，它源自东南亚东南部热带森林地区，现在许多国家都掌握了姜的栽培技术。姜早在中国古代已被广泛使用，甚至古希腊及古罗马的饮食文化中它也占据了重要的地位，就连马可·波罗也曾在《马可·波罗游记》中记载了姜。

据史前文献，姜就在中国、印度和阿拉伯传统医学中作为药用。例如中国，生姜被用于帮助消化和治疗胃部不适、腹泻和恶心过2000年的历史。自远古时期起，生姜同样被用于辅助治疗关节炎、疝气、腹泻和心脏病。在原产地亚洲，姜作为烹饪的调料已有至少……年历史。现今，生姜更被广泛作为轻微胃部不适的消化助剂，被专业草药医师推荐用于预防或治疗因晕车、妊娠……引起的……呕吐。

自古以来，姜与人们日常生活就结下了不解之缘，长沙马王堆一号汉墓出土的文物中发现有生姜作为随葬品即是明证。《吕氏春秋》中载"和之美者，蜀郡杨朴之姜。"可见，姜在我国古代已具有很高的地位。

在我国，姜原产于南方，现在全国各地都有种植，以广东、福建、江苏、四川、浙江等地区栽培最多。山东莱芜一带出产的姜质量最优，味道醇厚。

## 第二节 姜的主要成分及功效

据《本草纲目》记载：姜性温味辛，能入胃、脾、肺三经，有解毒、散寒、温胃、发汗、止呕、驱风等功能，还有健胃、避腥臭、消水肿之功效，故有“姜能疆御百邪，故谓之姜”的解释。生姜含有一种类似水杨酸有机化合物，相当于血液的稀释剂，对降血脂、降血压、预防心肌梗塞均有特殊作用。

姜在用药中使用于外感风寒、头痛痰饮、咳嗽、胃寒、呕吐、水湿雨淋、海洋作业、矿山井下作业、外出水土不服、皮肤过敏、妇女经期经痛、产后康复等。

生姜味辛、微温。含有丰富的营养成分：碳水化合物、蛋白质，其维生素和矿物质含量也较高，而且还含有多种辛辣和芳香气味浓郁的挥发油、姜辣素和

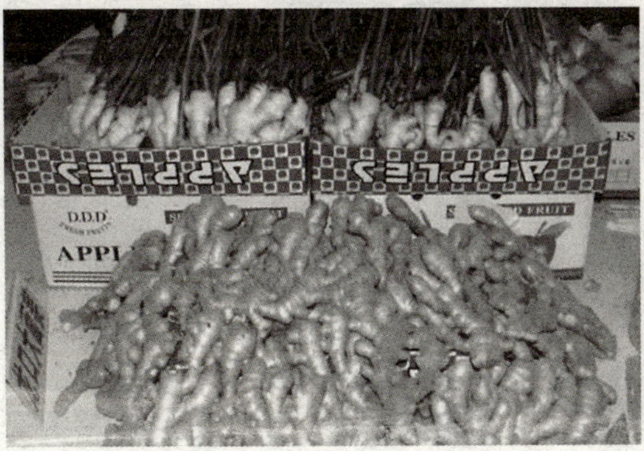

贵如黄金的姜黄素等。主要成分为姜醇、姜烯、姜油萜、姜酚、龙脑、枸橼醛等。能发汗解表，温中止呕，解半夏、南星、鱼蟹之毒。俗言上床萝卜下床姜，姜能开胃。

据现代医学研究，生姜含有姜辣素、姜烯酮等多种挥发性物质，对心脏和血管有刺激作用，使血管扩张，中枢神经兴奋，增加血液循环，全身温热；姜辣素还能刺激唾液、胃液和肠消化液分泌，增加胃肠蠕动。常吃生姜制品能增加食欲，醒脾胃。因为姜能温肺暖胃，驱散风寒，对老人的慢性支气管炎、肺虚咳嗽、头痛鼻塞、腹痛泄泻等甚为适用。患感冒风寒、或雨淋水浸后引起怕冷、腹部冷痛等症后，服姜糖汤可缓解。老年人多吃姜的制品及加姜的菜肴对健身祛病有好处。

此外，生姜还有温经散寒、破血逐瘀作用。妇女产后气血虚亏、经冷瘀血多，内服生姜红糖汤可温经散寒，去瘀血、营新血，对产妇健康和体力恢复有好处，故生姜是产妇必用的食品。在中医药方中常有姜与各种药物配伍以增其药效。如生姜加半夏适于治疗各种呕吐和胃肠不和；加竹沥可加强清热，祛痰；加竹菇可增加益胃清热，降逆止呕作用；用姜皮加桑白皮、陈皮、大腹皮、茯苓皮制成五腹皮可治疗通身水肿、小腹胀痛、小便不利等症。

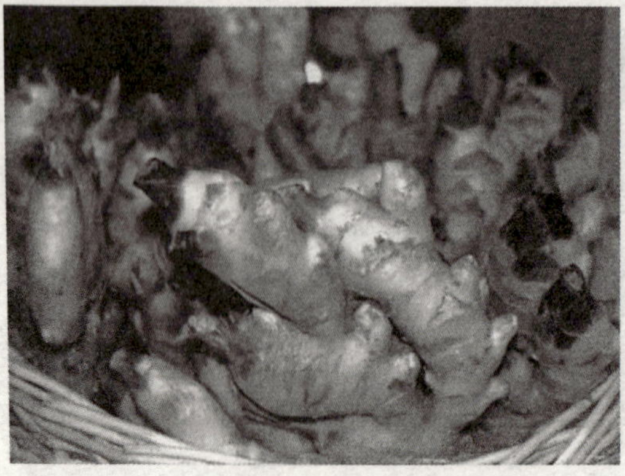

## 第三节 生姜保鲜

姜的性质与一般蔬菜不同，不食其新、青、嫩，而取其味道醇厚。收获后，必须入窖储存一段时期，使肉质由嫩变老，味道由淡转浓，方为佳品。

生姜保鲜的方法很多，比如：

鲜生姜埋于泥沙中，不宜过潮、过干，放于通风处，冬季防冻。

有菜窖的人家，可以把菜窖一角用砖砌上一个小方槽，里面铺上一层黄沙（最好是干燥黄沙），将鲜姜埋于其中，可以久藏不坏、不干，随吃随取。

没有菜窖的人家，可以把少量的黄沙放进坛子里，把鲜姜埋进去，也能取得同样的效果。

也可以找个有盖子的大口瓶子，在瓶底上铺垫一块着水的药棉（湿了即可，否则水多烂姜），然后把生姜放在湿药棉上，盖上瓶盖，随用随取，非常方便。

将姜洗净，放在小塑料袋内撒一些盐，不要封口，随用随取，可保持 10 天左右，不干，不霉烂。

用盐水把生姜浸泡 1 小时左右，取出拿到阳光下把盐水晒干，然后放入冰箱贮菜格内，可以放较长时间，并保持其鲜嫩。

将干净、不断瓣、不破皮的生姜放入盐罐里，上层食盐要压厚实些，用后仍盖严盖儿，可使生姜越冬，过春，夏不坏。

# 第四节 姜的营养成分含量

姜的营养成分含量表(每100克中)

| | | |
|---|---|---|
| 三大营养素含量 | 热量 | 66千卡 |
| | 蛋白质 | 1.5克 |
| | 脂肪 | 1.5克 |
| | 碳水化合物 | 11.5克 |
| | 胆固醇 | 无 |
| | 膳食纤维 | 2.2克 |
| 矿物质含量 | 钙 | 46毫克 |
| | 铁 | 2.1毫克 |
| | 磷 | 42毫克 |
| | 钾 | 387毫克 |
| | 钠 | 28.2毫克 |
| | 铜 | 0.1毫克 |
| | 镁 | 44毫克 |
| | 锌 | 0.34毫克 |
| | 硒 | 0.56微克 |
| 维生素含量 | $B_1$ | 0.01毫克 |
| | $B_2$ | 0.04毫克 |
| | $B_6$ | 0.13毫克 |
| | C | 5毫克 |
| | E | 0.2毫克 |
| | 泛酸 | 0.6毫克 |
| | 烟酸 | 0.4毫克 |
| | A | 30微克 |
| | 叶酸 | 8微克 |
| | 胡萝卜素 | 0.18毫克 |

# 第二章

# 姜与饮食

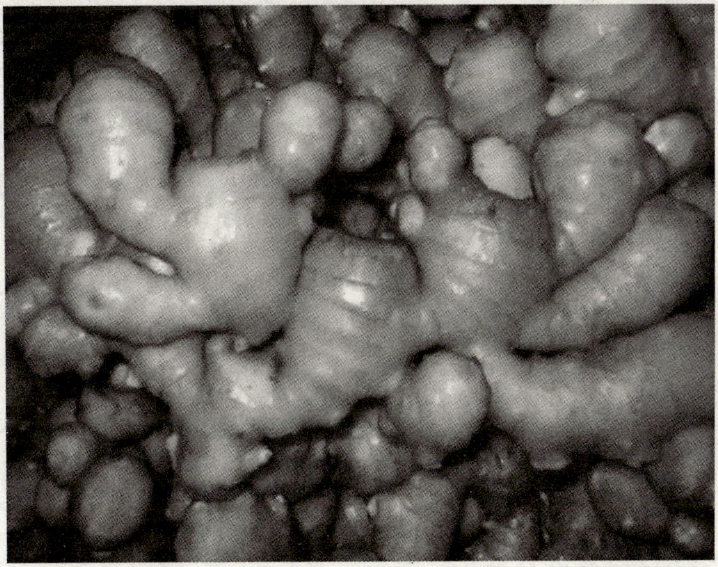

健康不老方　四季不离姜

烹调是美味　饮用比茶香

## 第一节　鲜姜调味

姜的用途广泛，既是好的医疗保健品，也是很好的作料、调味品；既可糖渍、腌制，也可加工成姜芽、姜汁、姜粉、姜片、姜油、姜饮等；既可生食，也可做馅、炒食等。故古人称之为“蔬中拂士”。

姜为姜科多年生草本植物，属植物的新鲜根茎，它常用作辛辣调味品，如：五味姜、盐姜、油姜等，为人所喜爱。因其健胃、消食的作用，故人们做菜时也有加入一些生姜的习惯。下面介绍几种常见的姜汁调味配方：

### 西湖醋鱼的配方

姜末 50 克，陈醋 50 克，白糖 30 克，精盐 3 克，加水淀粉 30 克，调制好后，可以产生出酸甜口味和带有蟹味的独特风格。

### 海鲜汁的配方

鲜姜末 40 克，米醋 50 克，白糖 6 克，精盐 2 克，生抽 5 克，调制后用于贝类海鲜的食用。

### 螃蟹姜汁的配方

鲜姜末 50 克，白醋 60 克，精盐 2 克，酱油 5 克，勾兑后调匀，配合食用螃蟹。此调味品不仅能够去掉螃蟹的异味，增加

利用鲜姜30克、冰糖5克，加矿泉水调服，能很快起到解除毒素、恢复健康的功效。

### 鲜姜柠檬汁配方

鲜姜100克，柠檬50克，榨汁后取约80克，用于作生吃鱼片和生吃牛肉佐餐配料。

### 姜水汁配方

鲜姜100克，切成薄片，用300克水浸泡。调和牛肉馅或水煎包、锅贴、煎烙时可加用。用加此姜水烙出的锅贴和水煎包清香美味，金黄可口，并且不粘锅底。

### 姜汁降糖饮配方

鲜姜50克，去皮切成米粒状，灵芝孢子粉3克，矿泉水200克，勾兑后用文火烧开1分钟，晾凉后饮服，可以降低血糖、血脂，理气通肺，对高血压、糖尿病患者有很好的食疗、食补作用。

### 姜汁凉拌菜配方

将生姜切碎，放在矿泉水中浸泡约1小时，用净纱布过滤挤压成姜汁水，用于制作冷菜"姜汁松花"、"姜汁蟹"、"姜汁虾"等，也可用于热菜前的腌制。

### 姜汁酒配方

以生姜500克磨成糊，装入纱布袋中（口扎紧），放在盆中，倒入米酒500克浸泡（约2小时），用时捞起，挤出姜汁，即可使用。多用于肉类、鱼类及野味菜的调味，如“剪封鲳鱼”、“巧炖羊头”、“姜滋牛尾”等。

### 姜汁醇汁配方

以生姜100克、干姜50克均切成片状，放入200克的油中浸透炒香，待生姜、干姜成金黄色后，加入500克花雕酒，略浸一下。如“花雕鸡”、“姜汁花雕肉”、“香辛坛子肉”等，均可巧妙地运用此法，其效果颇佳。

## 第四节　生姜腌制

### 咸生姜腌制法

鲜姜1000克，食盐200克。将鲜姜洗净，一层鲜姜一层食盐，装入坛内，再兑一部分盐水（100克盐兑500克水，盐水为18℃），泼洒在上面，使姜的各个部位浸泡在盐水中，以避免同空气接触，为防止腐烂，可在顶部压上石头。第二天至第三天翻倒一次，便于散热，并使姜受盐更加均匀，20天后即可食用。

### 咸生姜芽腌制法

此制法选伏天生出的嫩姜芽最好，不用老姜。先用水洗去泥土、然后按1000克姜芽、200千克食盐的比例配制。放入缸中，一层姜芽一层盐，每层淋入少量水，促使盐溶解。过3～5天后，将缸封起来贮存，不倒缸，15天即可食用。

## 糖醋生姜芽

咸姜芽1000克，蔗糖300克，食醋160克，酱油200克。将咸姜芽在清水中浸泡半小时，换水3次，待姜芽略有咸味时捞出控干水分。把食醋、酱油、蔗糖放入锅内熬开搅匀，待凉后泡入姜芽。7天左右即可食用。

糖醋姜芽呈浅红色，质脆，酸甜适口，无辣味。

## 泡生姜

嫩生姜1000克，凉开水1000克，食盐140克，花椒、大料、桂皮适量。将生姜去皮洗净，控干水分装入泡菜坛内；把调料放入锅内加水熬开，放凉后倒入坛内，密封坛口，10天左右即可食用。

泡生姜呈浅黄色，质脆，有辛辣和清香味。

## 酱生姜片

咸姜1000克，面酱600克。将咸姜切成0.1～0.15厘米厚的方形片状，放入清水中浸泡3～4小时，换水2～3次，使咸姜只略有咸味。捞出咸姜片，控干水分，置阴凉处阴干，一天后装入布袋，投入面酱中，每天翻二三次，7天后可食用。

酱姜片，能解除生姜的辛辣味，成为高质酱菜。色泽深红，味咸、甜、辣。

## 甜生姜片

1. 嫩生姜1000克，食盐70千克，白糖140克。将生姜洗净去皮，然后切成薄片，拌入白糖、盐，装缸密封，7天后即可食用。

2. 嫩生姜1000克，食盐300克，白糖1000克，食用红粉0.5克。先将生姜洗净，按一层姜、一层食盐装入缸内。腌2个月后，滗掉盐水，再用12%的食盐水浸泡，然后煮熟，再把姜切成片，用凉水泡淡，压干水分，掺入红粉染上颜色，加入白糖即可。

甜姜片的特点是：香甜可口。

### 酱生姜丝

生姜1000克，食盐20克，酱油、味精、白糖、花椒、五香粉适量。将生姜洗净去皮，撒盐腌制7天后切成丝，用水泡3小时，压干水分，再加花椒、五香粉、酱油、味精、白糖等作料，搅拌匀后泡制。

### 甜生姜丝

生姜、红糖、食盐各适量。把生姜去皮，洗净，切成丝，分层撒盐压腌24小时，捞出洗掉盐水，控干水分，加水、红糖拌匀，用微火煮干即可。其特点是：酸、辣、甜、香。

### 糖酥生姜

生姜1000克，白糖500克，食盐100克，食用红粉5克。生姜洗净去皮切成片，放在盐水中煮5分钟，将糖加水(比例为10：3)煮开，再放入姜片和食用红粉拌匀即可。

糖酥姜的特点是：酥、香、辣、爽口。

### 桂花生姜

嫩生姜1000克，白糖1000克，蜂蜜200克，食盐80克，鲜桂花20克，冷开水120克。鲜嫩生姜去皮洗净，用盐腌10天后捞出晾干，切成薄片，将白糖放入锅中熬至起沫时，取蜂蜜与冷开水搅匀后冲入糖浆中，撒匀桂花后取出冷却，倒入坛内姜片中，浸泡15天即可。

桂花生姜的特点是：甜蜜辛香，味美独特，色泽金黄透明。

## 第五节　姜制美食

生姜表皮中含有较多的营养成分，在食用时应该少去皮，避免过多的浪费。

### 姜汁黄瓜

黄瓜洗净后，再用冷开水洗。切去两头，去瓜瓤，用刀切成瓜片，加少许盐拌匀。腌20分钟后捞起，用冷开水洗去咸味，挤干备用。再将姜刮皮，洗净，切成片，用冷开水洗后捣烂，挤出姜汁。汁内加少许植物油、味精，然后将汁浇在黄瓜片上拌一下即可。

### 子姜炒鸭片

鸭胸脯肉切斜片，嫩姜切薄片，香菇、冬笋切菱形片，葱白切段。蛋清、干淀粉调浆，鸭片上浆待用。糖、盐、味精、葱白、料酒、胡椒粉、香油、清汤调卤汁备用。油锅热后，将鸭片、姜片、香菇、冬笋下锅过油，用筷子拨散，待熟后倒入漏勺沥去油。同时油锅烧至八成热时倒入卤汁，再倒入主辅料，翻颠几下，起锅装盘即可。

### 姜汁松花蛋

松花蛋5个，鲜姜40克，醋、香油、酱油适量，盐、味精少许，开水20毫升。将松花蛋蒸透，稍凉，剥净表皮，切片。姜剥净表皮，剁成蓉状，和盐、味精、开水于同一碗中，待其溶化稍凉，放入其他调味品，浇入松花蛋中，拌匀即可。

### 姜汁西兰花

鲜嫩西兰花600克，鲜姜40克，醋、香油适量，盐、味精少许，开水20毫升。将西兰花择洗干净，适当掰块，嫩梗留用，放入开水中稍烫，捞出，凉水漂净，控净水分。姜剥净表皮，剁成蓉状，和盐、味精、开水于同一碗中，待其溶化稍凉，放入其他调味品，浇入西兰花中，拌匀即可。

### 姜汁莴笋

莴笋400克，生姜25克，香油、醋、酱油各25克，盐10克，味精、辣椒粉各少许。生姜去皮洗净，切成姜末，用醋泡二三十分钟。

莴笋洗净，切成细丝，用盐拌匀，挤出盐水，装碗。放入醋、姜末、酱油、味精、辣椒粉和香油。调拌后，加盖20分钟，待入味后即可。

## 第六节 姜烹美食秘方

### 东坡肉(东坡肘子)

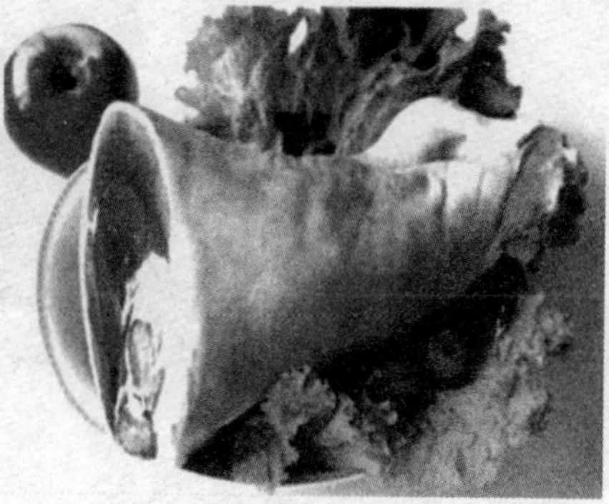

猪带皮五花肉 1500 克，绍兴老酒 200 克，酱油 150 克，白糖 100 克，生姜 60 克，葱 50 克，不加水，直接炖煮 60～90 分钟。

### 盐水大虾

海虾 500 克，精盐 80 克，姜 60 克，葱 60 克，加水 600 克，煮开锅 5 分钟即可。

### 蒸螃蟹

海螃蟹 1000 克，啤酒 600 克，姜 100 克，葱 50 克，精盐 3 克，螃蟹肚朝上，蒸 10 分钟即可。

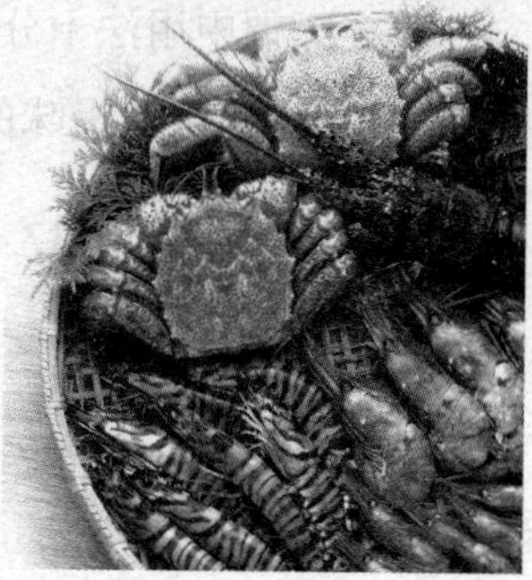

### 西湖醋鱼

鲤鱼一条约 750 克，醋 60 克，白糖 35 克，姜 50 克，精盐 3

克，淀粉 10 克，鱼煮熟后勾芡汁浇上，鱼呈蟹肉味。

**姜母鸭**

白条鸭子一只约 2000 克(剁块)，啤酒 600 克，母姜(老姜) 100 克，精盐 3 克，加水 300 克微火炖 100 分钟即可。

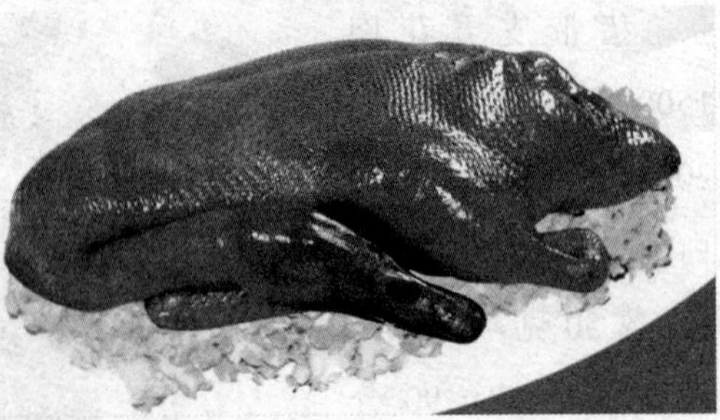

**姜拌馅**

在制作牛肉、羊肉、鱼肉馅时，一般情况下，800 克原料，姜末姜米的用量不低于 60 克。

**糖醋鱼汁**

大黄鱼一条约 600 克，陈醋 70 克，白糖 70 克，姜 50 克，葱 20 克，精盐 2 克，淀粉 15 克。将鱼炸好后，浇上此汁上桌。

姜在烹调中用法十分广泛，我们根据读者的需求，选择介绍了以上几例，用姜提味的烹调佳肴，以便读者在烹调时能更好地掌握姜的使用方法。

# 第三章

# 姜的妙用

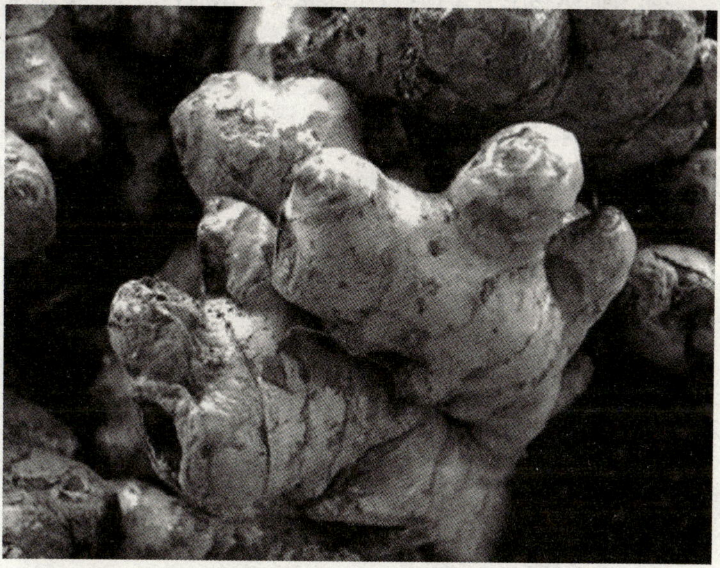

鲜姜母姜嫩姜　大江南北成长
养育华夏儿女　烹调五味更香

# 第一节　生活中的妙用

## 除棉织物上黄泥渍

当棉织物上染有黄泥渍时，可用生姜片搓擦污渍，再用肥皂水洗刷，这样可以轻松除去黄泥渍。

## 除棉织物霉渍

如果棉织物上有霉渍，可用绿豆芽揉拭后，再用生姜片擦洗。

## 除衣物汗渍

衣物上如果有汗渍，可用姜末放于衣物汗渍处揉搓，可以轻易除掉汗渍。

## 除衣服上的血渍

当衣服上染有血渍时，可将生姜切片，擦拭衣服上血渍，然后用毛巾蘸冷水擦洗。

## 除背心黑斑

将鲜生姜 100 克左右洗净捣碎，加水 500 克，放在锅内煮沸 10 分钟后，倒入盆中，将要除黑斑的背心放在盆中浸泡 10 分钟左右，再反复搓几遍，黑斑就可以消除。

## 去蚊帐烟迹

如果蚊帐被烟熏黑了，用肥皂水洗不掉。可用生姜烧一盆姜水，把蚊帐泡在姜水里面约 3 小时，然后用手轻轻揉搓，黑烟迹就会褪去。

## 巧洗衣物

鲜姜适量（视衣物多少而定）剁碎，用沸水浸泡，姜水浸过衣物，浸泡 10 分钟（用沸水煮一下更好），使水呈浅黄色，滤出碎姜渣。将衣物先用水浸泡，揉搓洗去浮尘，将水拧去后，趁姜水热时放入，浸泡 10 分钟左右，加以揉搓。然后，打上肥皂或放些洗衣粉搓洗，可使衣服洗得又净又快。

## 除脚臭、腋臭

鲜姜切片，搽抹腋窝，可除腋臭。

将脚浸于热姜水中，浸泡时加点盐和醋，浸泡 15 分钟左右，擦干，加点爽身粉，脚臭味便可消除。

## 醒 酒

用热姜水代茶饮用，可加速血液流通，分解体内酒精。

还可在热姜水里加适量蜜糖，让身体直接吸收，以缓解或消除醉酒。

## 解 毒

姜可解生半夏、生南星一类的毒性，与附子一起用，有降毒增温的功效。

姜捣烂敷伤处，可治蜂、蝎蜇伤之毒。

### 疗烫伤

有时做饭不小心，被开水或蒸汽烫伤，此时可将姜汁敷上，很快就可以止痛。

若发生烫伤，可将姜捣烂取汁，用药棉蘸上姜汁擦患处。起疱者消炎除疱；破损者能促进结痂。

用姜治外伤出血，将姜烧焦研末，对伤口消毒以后，撒于患处，可迅速止血，并能减少疼痛。

## 第二节　饮食中的妙用

### 煎鱼不脱皮

煎鱼时，为防止煎脱鱼皮，可以先将锅烧热后，用刚切开的新鲜生姜，以其切面擦一遍锅底，然后放油煎鱼，鱼就不易粘锅。或者先放点姜在油里炸一下，也能起到同样的作用。

### 除鱼腥味

姜是醇与酮的合成体，而醇与酮是清除腥味的良好物质。

生姜可除鱼腥味，但何时放姜有讲究。烹调鱼时，先加热，等到鱼的蛋白质凝固了，再加生姜。这样才能更好地除掉腥味。

### 吃螃蟹去腥、返鲜，防伤胃

将姜末与醋混在一起，用来蘸食清蒸螃蟹，不仅可以去腥、返鲜，还可以借助姜的热性平衡螃蟹寒凉伤胃的副作用。

### 冻肉返鲜

冷冻过的肉类，在加热前，先用姜汁水泡一会儿，可使冻肉返鲜。

### 改善松花蛋的味道

吃松花蛋时，用姜末和米醋配成的姜醋汁调拌，可以改善松花蛋的味道，既去腥，又去涩。

### 煮饭放置无酸味

煮饭（干、稀均可）时，放一小块生姜在锅里，煮出的饭可放置一天都无酸味，且饭香好吃，又可防治呕吐、咳嗽和夏季流行的感冒风寒等病症。

### 防炒菜、汤菜变味

炒菜或做汤菜时，放数片鲜姜，可防止蔬菜变味。

## 第三节　防疫中的妙用

### 防治冻疮

对容易发生冻疮的皮肤，若用姜汁反复涂擦，就能增加抗寒能力，从而避免产生冻疮。

冻疮初起，将姜汁加热，熬成糊状，外涂患处，具有一定疗效。

姜绞汁，熬膏搽涂，可治两耳冻疮。

在火上烤热鲜姜，切片擦冻伤部位，能消肿止痒。

## 防碟子炸裂

在碟子上烩画，烤碟时，涂上姜汁可防碟子炸裂。

## 防菜刀生锈

菜刀用后洗净，用姜片揩，可以防菜刀生锈。

## 防食物中毒

煮鱼、做肉的时候，经常用生姜调味，可有效地利用生姜的特有成分去除腥味和杀菌，预防食物中毒。

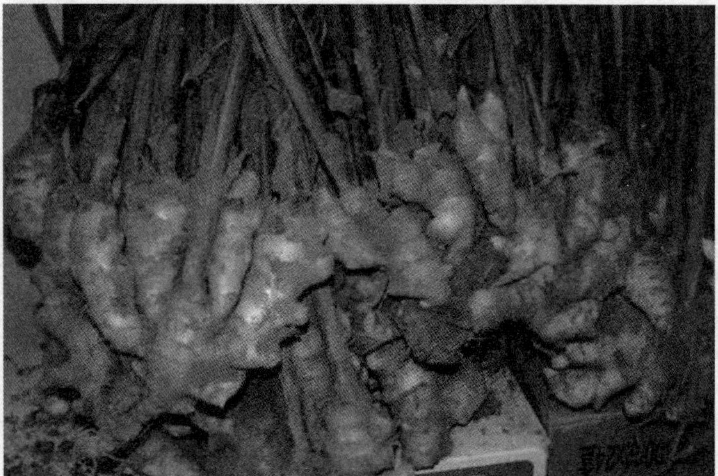

### 预防晕车、晕船

实验发现，服用姜粉的受试者，出现晕车、晕船症状的时间较晚，并能使胃部保持在较为正常的状态。

服用 1/2 小茶匙姜粉或捣碎的鲜姜，可预防晕车、晕船。

为避免乘车、乘船、乘飞机发生头晕目眩、恶心呕吐等症状，可在出发前口嚼或服下姜，再口含一块水果糖或者在上车船前，口含一片鲜姜或喝姜汁，晕车、船的现象便可显著减轻或消失。

清理污物，时常感到恶心欲吐，在工作前含一片姜即可避免。

## 第四节　生产中的妙用

姜苗和姜叶可提取姜油或沤制肥料等，其最有应用价值的地下肉质根茎含姜油酮、姜油酚、矿物质和维生素 A、维生素 C 等，是工业提取姜油酮、姜油酚和香精的重要原料。

## 第五节　其他方面的妙用

### 抑制怀孕或手术后所致的恶心和呕吐

用于治疗怀孕期恶心，妇女服用剂量每天可 1 克，但应只将姜用于恶心症状的缓解而非作为主要药物。姜可能具有用于麻醉或化疗导致恶心的潜在抑制能力，但必须在医师叮嘱下服用。

### 健胃消食

平时吃饭时吃少许姜，能促进消化液分泌，健胃消食。

食欲不振时，可把萝卜切碎，加少许姜汁搅拌后佐餐，对于增进食欲和帮助消化有奇效。

吃饭不香，饭量减少时，吃上几片泡仔姜或者在菜里放上一点嫩姜，都能改善食欲，增加饭量，所以俗话说："饭不香，吃姜。"

若胃部满胀不适，可吃些姜片或喝一些煎熬的姜汁消食。

腹部胀气、恶心呕吐时，用姜煎汤喝或在红糖水中加入姜汁，都有止吐、消胀的效果。

姜对肠道伤寒菌、霍乱菌及引起食物中毒的寄生虫异尖线虫有极强的杀灭力。

### 促进血液循环，保暖御寒

姜中的姜酚能扩张血管，促进血液循环，若每日摄入10克左右的姜便可以预防体寒。

若感到肢冷恶寒，可用姜适量，沸水冲开，代茶饮或常食姜糖片，可缓解末梢循环较差、四肢冰冷等症状。

女性饮用姜茶可以改善手脚冰冷的症状或是缓和生理期的不适症状，有助于排汗。

生姜汁，又叫生姜液，系生姜挤榨出的液体。味辛辣性温，入肝、脾、肺经。有散寒温经，开痰下气之功效。因其性温烈，临床多用于一些急性病症，这一点在李时珍的《本草纲目》中有非常精辟的论述："姜，辛而不荤，去邪辟恶，生啖、熟食，醋、酱、糟、盐、蜜煎调和，无不宜之，可蔬可茹，可果可药……凡中风、中暑、中气、中毒、中恶、霍乱、一切卒暴之病，用姜汁与不满 12 岁的男孩尿服，立可解散。"亦可用于噎膈反胃、冻伤、皮肤真菌感染、风湿疼痛、火暴赤眼、痨嗽、食物中毒等。

俗话说：姜是老的辣。就是指老姜，也称母姜，它是由头一年的鲜姜，栽到地里，用它再滋生新的姜芽，长出新姜，而它自身不腐烂，并且栽种时多大，采集时还是原来的大小，老百姓讲"姜够本"，就是说姜在第一年，它不长新芽，老姜也不烂。同时，老姜经过第二次栽培以后，味道更醇厚，香味更浓。作为调味、炖菜或做姜粉都比嫩姜的效果好。

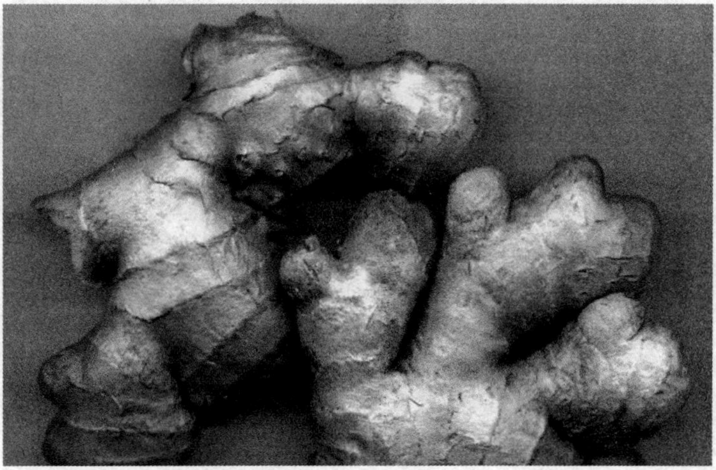

# 第四章

# 姜的养生与保健功能

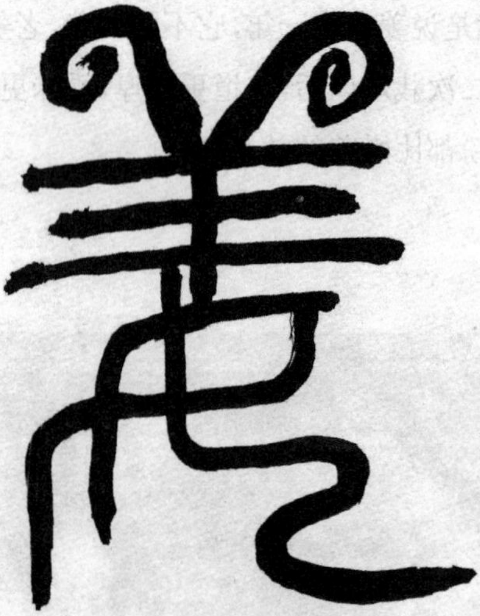

## 第一节　姜的养生作用

常言道：冬吃萝卜夏吃姜，不劳医生开药方。这是生姜的多种药用作用被劳动人民总结、归纳出的结论。

1. 增进食欲：在夏季，人体受暑热而汗多，消化液分泌减少，而生姜中的姜辣素却能刺激舌头上的味觉神经，刺激胃黏膜上的感受器，通过神经反射促使胃肠道充血，增强胃肠蠕动，促进消化液的分泌，使消化功能增强。它还能刺激小肠，使肠黏膜的吸收功能增强，从而起到开胃健脾、促进消化、增进食欲的作用。

2. 驱风寒：若贪食冷食品过多，则易致脾胃虚寒，出现腹痛、腹泻等症状，而生姜有温中、散寒、止痛作用，能避免上述现

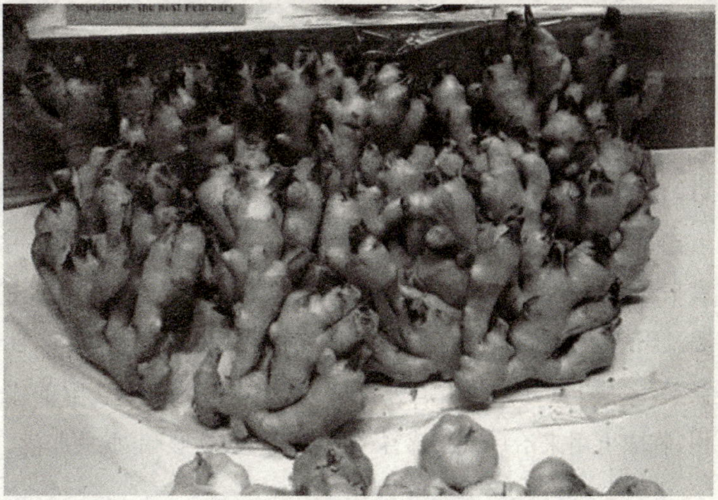

象发生。生姜的挥发油可促进血液循环，对大脑皮层、心脏、延髓的呼吸中枢和血管运动中枢均有兴奋作用。在饮食中加些姜，可提神醒脑，疏风散寒，防止肚腹受凉及感冒，能起暖胃作用。

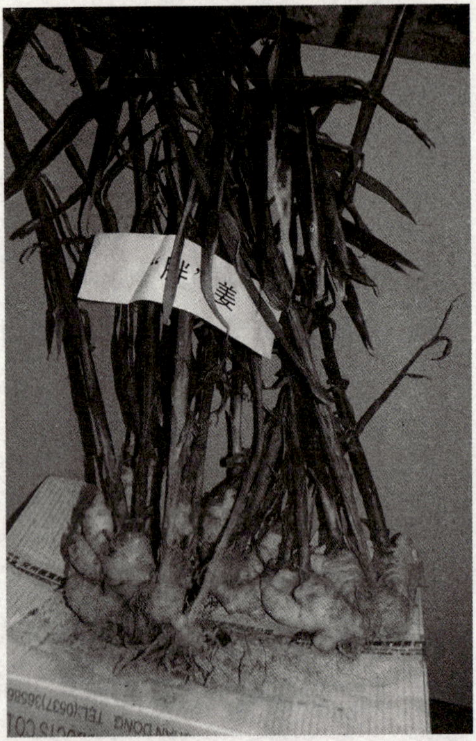

3. 解毒杀菌：夏季解暑，人们喜食冷饮、冷菜、海鲜、雪糕等冷制品，而这些食品极易受到外界病菌的污染，若感染，便会引起恶心，呕吐，腹痛，腹泻等，而生姜所含的挥发油有杀菌解毒作用。另外，夏季气温高，鱼、肉等不宜保存，新鲜程度低，若在烧菜时放些生姜，既可调味，又可解毒。在解海鲜毒素的同时，它还具有调味美食的作用。

4.“冬吃萝卜夏吃姜”，冬季吃姜更健康。从四季气候的角度来看，一般在冬天多吃生姜是较为适宜的。冬天气候寒冷，生姜温阳散寒，能帮助人体抵御寒邪。中医认为，生姜其味辛、性微温，入肺、胃、脾三经，有发汗解表、温中散寒和胃止呕的作用，临床上用来治疗风寒感冒、胃寒呕吐、痰饮咳喘、脘腹胀满、泄泻等往往在冬季发作的病症。所以日常生活中，尤其在冬天常食生姜既能温中开胃，又能使菜香味美，而且还有很好的保健作用。

5. 自古以来中医学家和民间有“生姜治百病”之说。因为姜中含有姜醇、姜烯、水芹烯、柠檬醛和芳香等挥发油；还有姜辣素、树脂、淀粉和纤维等。所以，姜在炎热时节有兴奋、排汗降温、提神等作用，可缓解疲劳、乏力、厌食、失眠、腹胀、腹痛等症状；生姜还有健胃增进食欲的作用，夏令气候炎热，唾液、胃液的分泌会减少，因而影响人的食欲，如果在吃饭时食用几片生姜，会增进食欲；生姜对胃痛亦有缓解或止痛作用，胃炎及胃十二指肠溃疡所发生的疼痛、呕吐、泛酸、饥饿感等用生姜 50 克煎水喝，可使症状迅速消除。夏季，细菌生长繁殖异常活跃，容易污染食物而引起急性肠胃炎，但是适当吃些生姜或用干姜加茶沸水冲泡后饮之，能起到防治作用。

科学家通过研究发现，生姜能起到某些抗菌素的作用，尤其对沙门氏菌效果明显。生姜还有杀灭口腔致病菌和肠道致病菌的作用，用生姜水含漱治疗口臭和牙周炎，疗效显著。

夏天，人们好贪凉，喜爱电扇空调对着用，很容易感受风寒，引起伤风感冒。这时及时喝点姜糖水，将有助于驱逐体内风寒。

中医认为生姜能“通神明”，即提神醒脑。夏季中暑昏厥不省人事时，用姜汁一杯灌下，能使病人很快醒过来。对于一般暑热，表现为头昏、心悸及胸闷恶心的病人来说，适当吃点生姜汤也大有裨益。

## 第二节 姜的保健功能

1. 预防感冒：用于风寒感冒、发热、恶寒等症。生姜辛温，入肺、脾二经用于解表，主要为发散风寒，煎汤，加红糖乘热服用，热得汗而解。取生姜 1000 至 5000 克，捣烂取汁，用姜汁浸渍棉花，晒干后做成背心，每日穿 8 小时以上，可预防和治疗感冒、咳喘之症。

2. 缓解呕吐：古人称“生姜能散逆气，为呕家圣药”。生姜中的分离产物姜酮及姜烯的混合物，是止呕的有效成分之一。生姜可单独应用：生姜切片，分别贴敷于双侧内关穴，胶布包扎固定，每日敷 12 小时；亦可将生姜捣泥，敷于肚脐，胶布固定，适用于各种呕吐如妊娠性、神经性、消化不良性、晕动病等。

3. 促进身体血液循环：生姜含有丰富的挥发油，服后能使全身温热，能兴奋血管运动中枢、呼吸中枢及心脏，并能促进循环。妇女痛经或经期不顺，若同时脸色较为苍白、腹部有冷感、热敷腹部较为舒服、四肢手足冰冷，就是中医所谓的寒证，表示四肢末稍循环较差，血液无法到达末稍给予能量及养分，来一杯姜茶或一粒姜糖就能使身体缓和，减少四肢的冰冷感。

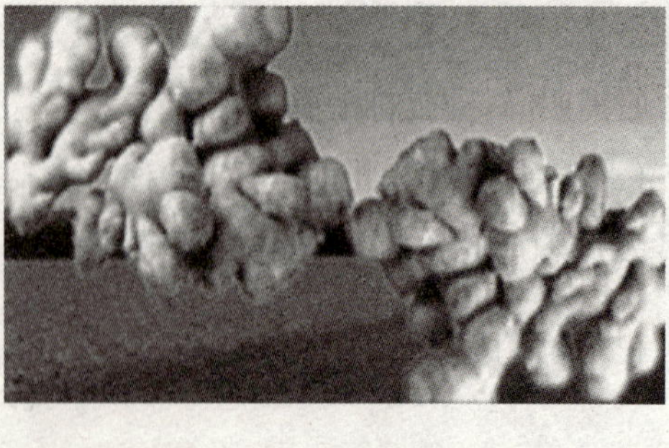

16. 驱斑秃：取新鲜生姜3块(如拇指大小)，置于高度数白酒60ml中，浸泡2天，用棉签蘸取本品外搽患处，每日3次，每次1～3分钟。或用本品250克捣烂取汁，将病变部位清洗干净后用消毒棉球蘸药液反复涂搽患处，至姜汁用完为止，每周1次，连续2～3次即可，治脂溢性脱发。

17. 温冻疮：取生姜60克置于95%酒精中浸泡10～15天，而后用棉球蘸药液外涂患处，每日2～3次，连续1周，适用于冻疮末溃者。

18. 治烫伤：生姜适量，捣烂取汁，用药棉蘸姜汁外擦患处，轻者用药1次即可获愈，重者可时时注入姜汁，保持湿润36小时即可停药，一般用药后均能立即止痛。

19. 止遗尿：生姜30克，炮姜、附子各6克，补骨脂12克，共捣烂如泥状外敷脐孔处，胶布固定，5天换药1次，连续用药2～3次即可。

20. 治甲癣：将病甲用刀刮，使其变薄，取鲜生姜50克，切片，用白酒150ml，浸泡48小时后，取姜酒液外擦患处，每次2分钟，间隔6～12小时重复上述治疗，至病损消失为度。一般用药1周后可见病甲变黑，连续用药2～3周即可。

## 第三节　姜的保健秘方

1. 泡脚：浸泡时可在热姜水中加点盐、醋，并不断添加热水，浸泡至脚面发红为止。此法对风寒感冒、头痛、咳嗽治疗效果显著。

2. 口腔溃疡：用热姜水代茶漱口，每日 2 ~ 3 次，一般 6 ~ 9 次溃疡面即可收敛。

3. 牙周炎：先用热姜水清洗牙石，然后用热姜水代茶饮用，每日 1 ~ 2 次，一般 6 次左右即可消除炎症。

4. 咽喉肿痛：用热姜水代茶漱口，每日早、晚各 1 次。

5. 喉咙痛痒：可用热姜水加少许食盐代茶饮用，每日 2 ~ 3 次，一般 9 次左右便可化解炎症、消除痛痒。

6. 龋齿：每日早、晚坚持用热姜水漱口 1 次，并每日代茶饮用数次。此法对保护牙齿，预防和治疗龋齿颇为有效。

7. 偏头痛：当偏头痛发作时，可用热姜水浸泡双手，大约浸泡 15 分钟左右，痛感就会减轻，甚至消失。

8. 神经衰弱：每天早、晚空腹各饮用热姜水 1 ~ 2 杯，可收到补气、提神之效。持续下来，对神经衰弱、头晕、烦躁等症具有良好疗效。

9. 醉酒：用热姜水代茶饮用，可加速血液流通，消化体内酒精。还可在热姜水里加适量蜜糖，让身体直接吸收，以缓解或消除醉酒。

10. 面部暗疮：用热姜水清洗面部，每日早、晚各 1 次，持续约 60 天左右，暗疮就会减轻或消失。此法对雀斑及干燥性皮肤等亦有一定的治疗效果。

11. 头皮屑：先用生姜轻轻擦洗头发，然后再用热姜水清洗头发，可有效防治头皮屑掉落。此外，经常用热姜水洗头，对秃头亦有一定治疗效果。

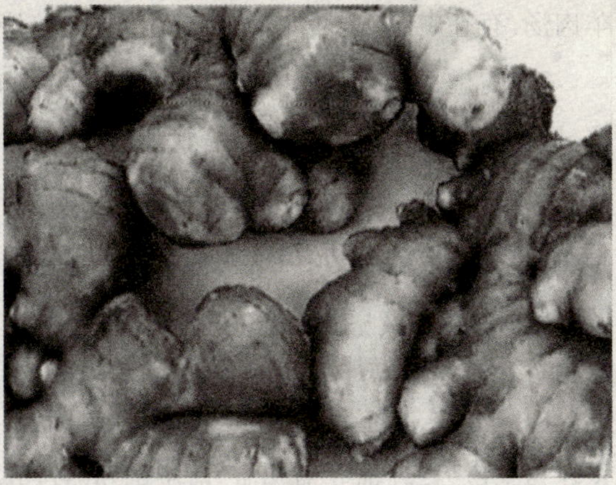

12. 腰肩疼痛：先在热姜水里加少许盐和醋，然后用毛巾浸水拧干，敷于患处，反复数次。此法能使肌肉由张变弛、舒筋活血，可大大缓解疼痛。

13. 脚臭：将脚浸于热姜水中，浸泡时加点盐和醋，浸泡 15 分钟左右，抹干，加点爽身粉，臭味便可消除。

14. 食道癌：平时，坚持一日两次用热姜水代茶饮，可起到止痛、延长生命或缓解病情的作用。

15. 高血压：血压升高时，可用热姜水浸泡双脚 15 分钟左右。热姜水浸泡双脚，可反射性引起血管扩张，使血压随之下降。

16. 动脉硬化：每天早、晚坚持用热姜水漱口，并在每天临睡前饮用热姜水 1 杯，可促进血液循环，防止动脉硬化。

17. 呕吐：用生姜和柿蒂、刀豆、红糖制成生姜刀豆饮，能温中下气，止呃逆、利肠胃，适于胃寒呃逆、呕吐等症。

18. 腹胀：鲜姜加紫苏、红糖制成姜苏饮，对风寒感冒时有恶心呕吐、胃痛、腹胀患者有效。

19. 风寒：生姜还可同羊肉、葱白、当归等配制成当归生姜羊肉汤,有补虚温中、活血祛寒作用,适于产妇风寒感冒等症。

20. 胃虚寒:鲜姜加大枣、糯米制成生姜粥能暖脾胃、散风寒,适于脾胃虚寒、反胃、呕吐清水等症 。

21. 月经不调:生姜末 3 克,红糖 1 匙,与米酒 30 克同煮粥服,有温下通经之功效。

22. 妊娠呕吐 :生姜 1 片含于舌下;或生姜少量切碎,待大米粥将熟时入锅煮片刻即可,粥姜同食。

23. 痛经 :干姜、红枣、红糖各 30 克。干姜洗净切成片,红枣洗净去核,与红糖共煎汤服。或生姜 20 克切丝,红糖适量,沸开水冲后加盖 3 分钟,趁热代茶饮之。或生姜 5 片,大枣 5 枚,艾叶 15 克,红糖适量,水煎服。

24. 月经过多:生姜 15 克,艾叶 10 克,鸡蛋 2 只,加水适量煮热后,蛋去壳放入再煮,饮汁吃蛋。

25. 产后补养 :生姜 500 克,去皮切成块,猪脚 2 只切开,甜醋 100 毫升同煮熟,分数日吃完。本方具有健脾胃、补气血、通乳汁、散瘀血的功效。

26. 产后缺乳 :生姜适量,木瓜 500 克,米醋 500 克,用瓦罐炖煮,分次服完。

27. 闭经 :生姜适量,去骨乌贼鱼 250 克,加油盐同炒吃,此法具有补气通经之效。

# 第五章

# 姜的对症食疗

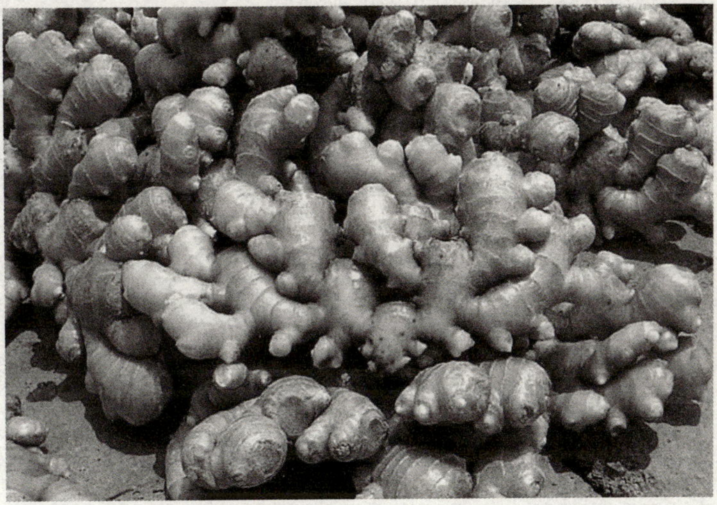

冬吃萝卜夏吃姜　不劳医生开药方

保健是佳品　养生滋味长

## 第一节　对症食疗——感冒发烧

### 姜疗感冒发烧

#### 姜葱粥

对症食疗：治风寒感冒。

用量配方：糯米60克，生姜5片，连须葱5茎。

制作方法：粥将熟时，加入生姜和葱，再煮沸，加少量白糖。

使用方法：趁热服用并盖被取汗。

#### 姜糖苏叶饮

对症食疗：治风寒感冒。

用量配方：紫苏叶3～6克，生姜3克，红糖15克。

制作方法：将生姜洗净切丝，苏叶洗去尘垢，同装入茶杯内，以沸水200～300毫升，加盖浸泡5～10分钟。

使用方法：加入红糖搅匀，趁热服用。

注意事项：本方对同时患有恶心、呕吐、胃痛、腹胀等症的胃肠型感冒更为适宜。紫苏叶又有理气安胎之效，故孕妇感寒者也可选用。此外，还适用于因吃虾中毒出现上述症状的病人。

#### 五神汤

对症食疗：治风寒感冒，畏寒、身痛、无汗。

用量配方：生姜、苏叶、荆芥各10克，茶叶6克，红糖30克。

制作方法：将荆芥、苏叶洗净与茶叶、生姜一并放入锅内，文火上煎沸，加红糖溶化即成。

使用方法：随量饮服。

**核桃葱姜方**

对症食疗：治感冒发烧，头痛无汗。

用量配方：核桃仁、葱白、生姜各 25 克，茶叶 15 克。

制作方法：将核桃仁、葱白、生姜一同捣烂，再与茶叶一道放入砂锅内，加水一碗半煎煮。

使用方法：去渣后一次服下，盖被卧床，注意避风。

**姜糖茶**

对症食疗：治风寒感冒，症见咳嗽、怕冷、无汗、发热、头痛或恶心、呕吐、腹胀、胃痛。

用量配方：红糖 20 克，茶叶 8 克，生姜 10 片。

制作方法：先将生姜洗净去皮，加茶煎成汁，再加入红糖溶化。

使用方法：每日 2 次，饭后饮。

**生姜芥菜汤**

对症食疗：治风寒感冒，症见口苦、口干、不思饮食等。

用量配方：生姜 5 钱，豆腐 4 块，芥菜 500 克。

制作方法：将芥菜洗净，同豆腐放入锅内，加 5 碗水煮熟。

使用方法：趁热饮汤，1 次 1 小饭碗。

注意事项：饮汤后必须盖棉被，使全身出汗。

**核桃生姜汤**

对症食疗：治感寒无汗、头痛发热。

用量配方：细茶叶4钱，葱白5钱，核桃仁6钱，生姜片5钱。

制作方法：将生姜、葱白洗净，加两碗水煮熟，滤去渣。

使用方法：一次服完。

注意事项：服药后应避风。

**姜葱糖汤**

对症食疗：治感冒初起或淋雨受寒。

用量配方：生姜10克，葱白10克，红糖10克。

使用方法：水煎服。以上三味煎汤，趁热服或随饮热稀粥以助药力，然后以覆被取微汗。

注意事项：本方发汗解表，用于感冒风寒轻症者。

## 第二节　对症食疗——姜疗咳嗽哮喘

### 一、姜疗支气管炎

**干姜豆豉糖**

对症食疗：治支气管炎。

用量配方：干姜30克，淡豆豉15克，饴糖250克。

制作方法：先将姜与淡豆豉加适量水，煎煮30分钟，加入饴糖调匀，继续煎至呈丝状而不粘手时停火，趁热搅拌，使糖呈乳白色后，倒入涂有食油的瓷盘中。

使用方法：稍冷，切成100块左右。随意食。

### 姜萝卜汁

对症食疗：治咳嗽、失音。

用量配方：明矾 10 克，蜂蜜 150 克，萝卜 1000 克，姜汁少许。

制作方法：生萝卜捣烂、取汁，掺入适量姜汁。若痰中带血，取萝卜加水 200 毫升捣烂。除渣后，加明矾、蜂蜜。

使用方法：早晚空腹饮服，每次 30～50 毫升。

### 姜汁白蜜煎

对症食疗：治肺寒咳嗽。

用量配方：生姜 1000 克，白蜜 500 克。

制作方法：生姜捣汁，与白蜜同用微火煎到不含水分，收贮瓶中。

使用方法：每次咽含 5 克，1 日 3 次。

### 红枣糯米姜粥

对症食疗：治慢性支气管炎，咳痰。

用量配方：红枣 12 克，糯米 50 克，生姜 10 克。

制作方法：加水适量，将红枣与糯米同时下锅煮。在粥将熟时，加入薄片生姜，再稍煮即可。

使用方法：热服食用。

## 二、姜疗哮喘

### 芝麻姜糖

对症食疗：治哮喘。

用量配方：生姜 125 克，捣汁去渣；黑芝麻 250 克，炒熟；冰糖、蜂蜜各 120 克，混合、溶化均匀。

制作方法：将芝麻与姜汁浸拌，再炒一下，凉后与蜜糖混合拌匀，放瓶中。

使用方法：每日早晚各饮1汤匙。

**柿饼姜方**

对症食疗：治哮喘。

用量配方：柿饼、生姜适量。

制作方法：把柿饼切碎，鲜姜去皮切碎，二者共捣如泥，放入瓷碗，加等量的蜂蜜，搅匀，入笼内蒸2小时即成。

使用方法：每次服1汤匙，早晚各1次。

注意事项：服此药不用开水冲服，忌食猪肉。

**南瓜麦芽姜汁**

对症食疗：治多年哮喘，入冬哮喘加重者。

用量配方：南瓜5个，麦芽1500克，鲜姜汁60克。

制作方法：将南瓜去子，切块，入锅内加水煮极烂为粥，用纱布绞取汁，再将汁煮剩一半，放入姜汁、麦芽，以文火熬成膏。

使用方法：每晚服150克，严重者早晚服用。本方具有消炎、平喘、解毒作用。

## 第三节　对症食疗——高血压高血脂

### 一、姜疗高血压

**冬瓜煨草鱼姜汤**

对症食疗:治高血压,症见肝阳上亢之头痛眼花。

用量配方:草鱼250克,冬瓜500克,生姜30克,葱3茎,醋20毫升,食盐、菜油、味精、绍酒各适量。

制作方法:将草鱼去鳞、鳃和内脏,洗净,冬瓜去皮,切成长4厘米、宽3厘米的块,再将锅内加菜油烧沸,放入草鱼煎至金黄色,再加入冬瓜、生姜、葱、绍酒、醋、食盐、水,置锅内,武火烧沸。移文火,炖至鱼肉熟即可。

使用方法:吃鱼喝汤。

**消脂健身饮**

对症食疗:治高血压病,肥胖。

用量配方:当归10克,焦山楂15克,生黄芪15克,荷叶8克,生大黄5克,生甘草3克,泽泻10克,生姜2片。

制作方法:将以上各药加水,同煎汤。

使用方法:代茶随饮或每日3次。

注意事项:本方可益气消脂,通腑除积,轻身健步。

## 二、姜疗高血脂

### 花生芝麻壳姜汤

对症食疗：治高血脂症。

用量配方：花生米 30 克，芝麻壳 40 克，生姜 3 片。

使用方法：水煎，喝汤吃花生米，每日 1～2 次。

### 姜楂茵陈汤

对症食疗：治高血脂症。

用量配方：茵陈 20 克，山楂 30 克，生姜 3 片。

使用方法：水煎服，每日 2 次。

### 荷叶藿香姜汤

对症食疗：治高血脂症。

用量配方：荷叶 15 克，藿香 6 克，生姜 4 片。

使用方法：水煎服，每日 2～3 次。

### 减肥消脂饮

对症食疗：治高血脂症、动脉硬化、高血压、肥胖。

用量配方：生甘草 3 克，焦山楂 15 克，荷叶 8 克，生黄芪 15 克，生大黄 5 克，生姜 2 片。

使用方法：上各味同煎汤，代茶随饮或每日 3 次。

注意事项：本方可益气消脂，通腑除积，轻身健步。

## 第四节 对症食疗——胃肠疾患

### 一、姜疗急性胃肠炎

**葱姜液外搽方**

对症食疗：治急性胃肠炎、泻下如水者。

用量配方：葱白 35 克，生姜 30 克。

制作方法：将上两味捣烂，加水 300 毫升，煮沸 30 分钟。

使用方法：趁热用食指蘸药液在患者的拇指及小指根部的掌面向外推擦 12 次，再向内关穴(腕横纹上 6.6 厘米，掌肌腱与桡侧腕屈肌腱之间)、手臂上方推擦各 12 次，每日 1～2 次，连用 2～3 日。

**姜草枣夏汤**

对症食疗：治急性胃肠炎。

用量配方：黄芩 45 克，半夏 100 克，甘草 60 克，大枣去核 30 克，黄连 15 克，干姜 45 克。

制作方法：将以上几味药加水 2000 毫升，煎到 1000 毫升，去药渣，再浓缩药液至 500 毫升。

使用方法：共分 3 次服，每日服 3 次。

### 二、姜疗胃痛

**生姜煨红枣**

对症食疗：治虚寒性胃痛，症见口淡，多涎沫，胃寒呕吐。

用量配方：新鲜带皮生姜5块，红枣30枚。

制作方法：将鲜姜切开两半，挖空中心，藏入红枣1枚，再合好，放炭火上煨生姜至焦黑后，取红枣食。

使用方法：每次食红枣5～6枚。

注意事项：生姜可“散风寒，益脾胃”；红枣可“补中益气，滋肾暖胃”。二药合用，恰具散寒、暖胃、补脾之效。

**生姜鲫鱼汤**

对症食疗：治胃痛。

用量配方：生姜30克，胡椒3克，橘皮10克，鲫鱼1条。

制作方法：鱼去鳞、内脏，将生姜、橘皮、胡椒用纱布包扎，放入鱼腹中，加适量水煨煮。

使用方法：加少许盐调味，喝汤吃鱼。

**姜煨猪肚**

对症食疗：治胃溃疡。

用量配方：猪肚1个，鲜姜250克。

制作方法：将猪肚洗净，装入切成片的鲜姜，扎好，放入沙锅内用文火煨熟。

使用方法：去姜，猪肚去丝，拌酱油吃，汤亦同吃。每个猪肚分3天吃完，可连续吃10个。

注意事项：本方可和胃降逆、理气止痛，故对气滞及胃寒型疼痛更为适宜，治胃脘痛，食欲不振，消化不良。

**生姜橘皮汤**

对症食疗：治慢性胃炎、胃痛、呕吐黏液或清水。

用量配方：生姜30克，橘皮20克。

使用方法：水煎，每日2～3次分服。

**大米姜汤**

对症食疗：治慢性胃炎。

用量配方：大米100克，姜汁适量。

制作方法：将大米用水浸泡后，用麻纸5～6层包好，烧成灰，研细末。

使用方法：早晚分2次，饭前用姜汁冲服，轻者1剂，重者连服3剂。服药后1周内，以流食为主，勿食生冷油腻食物。

**蛋清白面姜膏**

对症食疗：治邪凝滞而致的胃痛。

用量配方：生姜120克，白面50克，鸡蛋清2个。

制作方法：将生姜捣烂与蛋清和白面调匀。

使用方法：敷胃脘处。

**胡椒生姜饼**

对症食疗：治胃寒疼痛，喜暖、喜按，甚则手足不温，舌淡苔白，脉弦紧。

用量配方：白芥子4克，胡椒2克，鲜生姜10克。

制作方法：将前两味药研为细末，过筛，和鲜生姜共捣为药饼，纱布包裹。

使用方法：敷脐中，外用胶布固定。

**姜汁奶**

对症食疗：治胃痛，喜热、喜按，嗳气泛酸等。

用量配方：生姜汁1汤匙，鲜牛奶150～200毫升。

制作方法：将上两味加少量白糖，放瓦盅内，隔水炖服。

使用方法：每日1～3次，每次服100毫升。

## 姜蛋

对症食疗：治胃寒疼痛。

用量配方：生姜30克，鸡蛋1枚，香油30毫升。

制作方法：将生姜切碎，鸡蛋打匀，入香油煎熟。

使用方法：每日3次，连服3～5日。

## 姜炖猪肚

对症食疗：治脾胃阳虚之胃脘隐痛，喜热畏寒，吐清水，口淡不渴等。

用量配方：猪肚200克，肉桂5克，鲜姜50克。

使用方法：将猪肚洗净，切丝，同姜与肉桂放在碗内，加水隔水炖到熟烂。

使用方法：分2次吃完。

## 生姜大枣红糖汤

对症食疗：治胃寒疼痛。

用量配方：大枣7枚，红糖120克，生姜60～120克。

制作方法：将上三味加水适量，同煎。

使用方法：吃枣喝汤，每日1剂，连服2剂。

# 三、姜疗胃下垂

## 姜炖笋鸡

对症食疗：治胃下垂。

用量配方：笋鸡(童鸡，以母鸡最好)1只，干姜5克，公丁香4克，砂仁3克。

制作方法：将笋鸡杀死，去毛洗净，保留心、肝、肺。切成小块，加入干姜、公丁香、砂仁(皆研细粉)炖煮至烂熟。

使用方法：分2次吃完，每3天吃1只，一般用1～5只鸡即可收效。

### 干姜黄芪汤

对症食疗：治胃下垂。

用量配方：干姜9克，白芍8克，附子9克，陈皮10克，白术、黄芪各15克。

使用方法：水煎服，每日1剂。

## 四、姜疗呕吐

### 甘蔗姜汁

对症食疗：胃癌初期、妊娠反应、慢性胃炎等引起的反胃吐食或干呕不止等症。

用量配方：甘蔗汁半杯，鲜姜汁1汤匙。

制作方法：先将甘蔗剥去皮，捣烂绞取汁液，姜汁制法与此同。

使用方法：两汁和匀，稍温服饮。

### 蜂蜜姜汁

对症食疗：治反胃呕吐症。

用量配方：蜂蜜2汤匙，鲜姜汁1汤匙。

制作方法：将以上两味加水1汤匙调匀。

使用方法：蒸热，稍温顿服。

### 姜汁炖砂仁

对症食疗：用于胃寒呕吐，此外对腹痛、妊娠呕吐也有效。

用量配方：砂仁5克，生鲜姜100克。

制作方法：将鲜姜洗净切片，捣烂为泥，用纱布包好挤汁，将姜汁倒入锅内，加清水半碗，放入砂仁，隔水炖半小时，去渣即可。

使用方法：1 次服完。

**防晕方**

对症食疗：预防运动性呕吐，如晕车、晕船、晕飞机，出现头晕目眩、恶心呕吐等症状。

用量配方：水果糖 1 块，生姜 50 克。

使用方法：将生姜洗净，在临行前口嚼服下，然后口里含一块水果糖。

**白胡椒姜汤**

对症食疗：治食荤腥、宿食不消引起的呕吐及腹痛症。

用量配方：白胡椒 4 克，紫苏叶 5 克，生姜 15 克。

使用方法：水煎服。

注意事项：芦根甘寒，清热生津，除烦止呕。与生姜配用对胃热呕吐效果尤佳。此外，本方也用以治肺热咳嗽、肺痈。

**羊肉姜饼**

对症食疗：治呕吐，症见脾胃虚弱，食少纳呆，见食呕恶，身体羸弱，胃脘冷痛。

用量配方：羊肉 125 克，面粉 125 克，鸡蛋白 70 克，生姜 50 克。

制作方法：先将生姜捣烂取汁，羊肉切细、炒熟，再用鸡蛋清、生姜汁和面粉，做成盘状面条，加水煮熟，放入羊肉调和即可食用。

使用方法：空腹食用。

注意事项：

⑴ 阴虚火旺，痰湿中阻者忌服。

⑵ 如无羊肉可用狗肉代替。

**生姜醋蛋饮**

对症食疗：治干呕吐逆不止。

用量配方：鸡蛋 1 枚，白糖少许，生姜适量。

制作方法：先把生姜切洗，榨取汁液，加入少许白糖和醋。

使用方法：兑入开水，顿服。

**生姜外贴**

对症食疗：治寒性呕吐，症见呕吐清水或少量食物，伴面色苍白，疲乏无力，舌苔白，脉弱。

用量配方：鲜生姜 1 块。

制作方法：将鲜生姜切成厚片。

使用方法：敷脐中及内关穴(伸臂、仰掌，腕横纹正中上 2 寸处)，纱布覆盖，胶布固定。

**苦瓜生姜方**

对症食疗：治呕吐。

用量配方：苦瓜根 50 克，生姜 20 克。

制作方法：将以上两味加少许白糖。

使用方法：水煎代茶饮。

**公丁香姜**

对症食疗：治胃寒呕吐。

用量配方：公丁香 5 粒，生姜 1 块。

制作方法：先将公丁香包在布内捶烂，再把生姜切开(不要切裂与切断)挖空,放入公丁香末,然后合好,用竹签钉住,放木炭上烧,以姜皮烧焦为度,取出备用。

使用方法:开水泡服。

**芦根绿豆姜粥**

对症食疗:治胃热呕吐,呕吐酸腐食物,口干舌燥,喜冷饮,大便秘结。

用量配方:芦根 100 克,绿豆 150 克,紫苏叶 15 克,生姜 10 克。

制作方法:先加水,煎芦根、姜、苏叶,去渣取汁,入绿豆煮成粥。

使用方法:每日 3 次食用。

**芦根竹菇姜汁汤**

对症食疗:治胃热呕吐、口臭、口渴等。

用量配方:生姜 12 克,竹菇 10 克,芦根 15 克,鲜品 60 克。

制法方法:将芦根和竹菇水煎,取汁,生姜捣烂绞汁,加入药汁中。

使用方法:每滴 3～10 克或将姜汁直接滴入口中。

**姜韭牛奶茶**

对症食疗:治恶心呕吐。

用量配方:鲜韭菜 200 克,鲜牛奶 250 毫升,生姜 10 克。

制作方法:先将韭菜、生姜榨汁加入牛奶内,隔水炖熟。

使用方法:饭前服用。

注意事项:本方具有温络和胃、止呕理气之效,故可用于恶心呕吐之症,且对胃寒作痛,噎膈反胃也有良效。

**苏叶茶**

对症食疗：治寒呕，症见呕吐清水，喜热怕冷或腹中隐隐作痛，喜热、喜按之症。

用量配方：紫苏叶 10 克，生姜 10～15 克。

制作方法：加水煎或将生姜、紫苏叶分别捣烂取汁，和匀，加入温开水中。

使用方法：代茶饮用。

注意事项：本方具有温胃止呕，和胃降逆之效，故常用于因受凉引起的呕吐。

## 五、姜疗腹胀

**豆蔻木瓜姜汤**

对症食疗：治寒邪郁滞，消化不良之腹胀。

用量配方：草豆蔻 30 克，木瓜 6 克，生姜 3 片。

制作方法：将草豆蔻研末。

使用方法：每服 1.5～3 克，以生姜 3 片、木瓜 6 克煎汤送下。

注意事项：热症不宜用。

**木瓜枳壳干姜汤**

对症食疗：治消化不良之腹胀。

用量配方：干姜 6 克，木瓜 30 克，枳壳 10 克。

使用方法：水煎服，每日 1～2 次。

**姜枣方**

对症食疗：治脾胃虚寒，消化不良。

用量配方：大枣 500 克，生姜 200 克。

制作方法：将以上两味煮熟。

使用方法：每日吃3次，每次吃枣10余枚，姜1～2片(吃时将原汤炖热，以原汤1～2汤匙送服)。

**陈皮姜汤**

对症食疗：治积滞。

用量配方：陈皮30克，生姜10克。

使用方法：水煎服，每日1剂，早晚分服。

**姜楂橘皮汤**

对症食疗：治消化不良。

用量配方：生姜3片，山楂16克，橘皮9克。

使用方法：水煎服，每日1剂，早晚分服。

## 六、姜疗腹痛

**姜汁盐散**

对症食疗：治腹痛。

用量配方：食盐适量，生姜不拘量。

制作方法：生姜捣汁称重，取等量食盐，放锅内炒到略呈红色，将姜汁徐徐加入，到姜汁炒干为度，然后取出研末即成。

使用方法：1日2次，每服1.5～3克，开水送服。

**二白生姜饼**

对症食疗：治腹痛。

用量配方：生姜30克去皮，白胡椒末1.5～2克，白芥子3～4.5克。

制作方法：将以上三味混合捣成饼。

使用方法：贴脐眼上，外用纱布包好，1～2小时自然止痛后，稍停10余分钟，去药。

**艾叶生姜煮鸡蛋**

对症食疗：治下焦虚寒，腹中冷痛。

用量配方：艾叶10克，鸡蛋2枚，生姜15克。

制作方法：将艾叶、生姜与带壳鸡蛋放入适量水中煮熟后，去壳取蛋，放入水中再煮。

使用方法：饮汁吃蛋。

## 七、姜疗腹泻

**山药干姜散**

对症食疗：治腹泻。

用量配方：干姜30克，山药50克。

制作方法：将以上两味共研末。

使用方法：每服2～3克，每日2～3次。

**椿树皮姜草散**

对症食疗：治腹泻。

用量配方：干姜10克，椿树皮30克，甘草6克。

制作方法：将以上三味共研细末。

使用方法：每服2～3克，每日2～3次。

**生姜艾叶汤**

对症食疗：治水泻。

用量配方：艾叶7片，鲜生姜10克。

制作方法：将以上两味，加1碗水，煎成半小碗。

使用方法：温服。

## 八、姜疗噎膈

### 五噎立效方

对症食疗：治五噎。

用量配方：枇杷叶拭去毛、艾草各 70 克，陈皮焙 60 克，生姜 30 克。

制作方法：将以上四味药加水 175 毫升，煎至 105 毫升，去渣。

使用方法：不拘时候，温分 3 服。

### 五噎丸

对症食疗：治胸中久寒，呕吐逆气，饮食不下。

用量配方：干姜 30 克，蜀椒 25 克，食茱萸 15 克，附子 30 克，桂心 35 克，人参 37.5 克，细辛 50 克，白术 45 克，橘皮 50 克，茯苓 25 克。

制作方法：将以上药全捣为细末，炼蜜为丸，如梧桐子大。

使用方法：每服 3 丸，渐加至 10 丸，温酒送下，每日 3 次。

### 神曲丸

对症食疗：治膈气，饮食不下，不能消化。

用量配方：神曲 120 克炒微黄，麦蘖 120 克炒微黄；厚朴 60 克去粗皮，涂生姜汁，炙令香熟；桂心 30 克，陈橘皮 45 克汤浸，去白瓤，焙，诃黎勒皮 45 克，干姜 30 克，炮裂槟榔 30 克。

制作方法：将以上药捣烂为末，炼蜜和捣，二三百杵，制丸如梧桐子大。

使用方法：每服不计时候，以生姜汤下 20 丸。

**瓜蒌实丸**

对症食疗：治痰噎膈。

用量配方：瓜蒌实 50 克，枳壳 30 克，制半夏 20 克，桔梗 25 克，姜汁 40 克。

制作方法：将以上药共捣烂为末，姜汁糊为丸。

使用方法：每服不计时候，以温开水送服 10 丸。

**九物五膈丸**

对症食疗：治忧膈、气膈、食膈、寒膈、饮膈五膈。

用量配方：麦门冬去芯、蜀椒干各 90 克，远志 90 克，去芯；炙甘草 150 克；附子 30 克，炮；干姜 90 克，人参 120 克，桂心 90 克，细辛 90 克。

制作方法：将以上药捣为末，炼蜜为丸，如弹子大。

使用方法：每服 1 丸，日 3～4 次，夜 1～2 次。若不能含服的，可一大丸作两小丸，一次服完。

注意事项：夏月可酌加麦门冬、甘草、人参的用量；忌海藻、菘菜、猪油、冷水、生葱、生菜。

## 九、姜疗便秘

**菠菜姜汁方**

对症食疗：治肠燥便秘。

用量配方：菠菜 250 克，生姜 25 克。

制作方法：用 1000 毫升水，烧沸后加入菠菜，2 分钟后捞出，晾凉，加姜汁及各种调味品即成。

使用方法：吃菜喝汤，一次服完。

注意事项：本方除可通肠胃、生津血外，还能解酒毒、降血压。

**生姜豆豉方**

对症食疗：治冷秘，症见大便艰涩，排出困难，小便清长，喜温怕冷，小腹冷痛，四肢不温等。

用量配方：生姜、食盐、淡豆豉为4∶2∶1调配。

制作方法：将以上三味捣研为细末，取姜汁调为饼，备用。

使用方法：外敷脐中。

**葱姜外敷**

对症食疗：治冷秘。

用量配方：葱白50克，生姜30克，食盐15克，淡豆豉37粒。

制作方法：将以上几味混合捣碎，制成圆饼，放于火上烘热。

使用方法：敷于脐上，绷带固定。

## 第五节　对症食疗——心肺肝肾

### 一、姜疗冠心病

**瓜荷姜三汁饮**

对症食疗：治冠心病。

用量配方：荷叶汁15毫升，黄瓜汁30毫升，生姜汁3毫升。

使用方法：上药1次服下，每日2～3次。

**荷叶苡仁姜枣汤**

对症食疗：治冠心病。

用量配方：荷叶50克，苡仁30克，生姜10克，大枣5枚。

使用方法：水煎服，每日1剂，早晚分服。

**姜酒方**

对症食疗：治冠心病，卒心病。

用量配方：干姜适量，酒适量。

制作方法：将干姜研末。

使用方法：干姜通心气，助阳，祛脏腑温寒，发诸经之寒气；酒温阳祛寒。二者合用，无疑温通心阳而止心病。

## 二、姜疗心悸

**姜鸭萝卜当归膏**

对症食疗：治心悸。

用量配方：炼乳250克，鸭梨1000克（去核），生姜200克，白萝卜100克，当归200克，蜂蜜250克。

制作方法：将当归加水700毫升，文火煎50分钟，去渣；把梨、萝卜、姜切碎，以净沙布包，绞取汁液，放入锅中与当归液混合。再以文火煎熬，深缩至膏状，加入炼乳、蜂蜜，搅匀，继续加热至沸。待冷后装瓶中备用。

**猪脑姜丝羹**

对症食疗：治心悸，症见身体虚弱，头晕目眩，耳鸣，经衰衰弱，健忘。

用量配方：猪脑髓200克，鸡蛋110克，姜丝5克。

制作方法：先将鸡蛋去壳，和姜少许打成蛋浆，然后加入猪脑，酌放猪油，隔水蒸成蛋羹。

使用方法：趁热食。隔日服1次。

注意事项：

1.猪脑髓必须新鲜，隔日宰杀者勿用。

2.病猪、瘟猪之脑髓禁入药。

## 三、姜疗肺脓肿

### 黄精煨肘姜汤

对症食疗：治肺虚咳嗽。

用量配方：黄精9克，猪肘子750克，党参6克，红枣5枚，生姜20克。

制作方法：将猪肘子除净毛茬，刮法干净；黄精切成薄片；党参切成节，同用于沙布口袋装好扎口；大枣择色红、圆润、无虫蛀者；生姜洗净，拍破。放入砂锅中，加入清水适量，置旺火上烧沸，撇去浮沫，转文火继续煨至汁浓，肝烂。将肘、汤、红枣同时装碗即成。

使用方法：连续数顿食用。

### 虫草鹌鹑

对症食疗：治痨热骨蒸，腰膝酸软，肺虚咯血。

用量配方：冬虫夏草8克，鹌鹑8只，生姜10克，葱白10克，胡椒粉1克，鸡汤300克，食盐15克。

制作方法：将冬虫夏草择去灰屑，用温水洗净；鹌鹑宰杀后，沥净血水，用约75℃的热水烫透，除去毛茬，剁头和爪，由背部剖开，除去内脏，洗净后，沥去水分，再放入沸水略汆一下（约1分钟），捞出晾凉。将每只鹌鹑的腹内放冬虫夏草1～4

条，8克冬虫夏草分成8份放完。然后，逐只用线缠紧，摆放在瓷罐内，葱节放在罐子内，鸡汤用食盐和胡椒粉调好味，灌入瓷罐内，用湿棉纸封口，上笼蒸约40分钟，取出瓷罐，揭去湿棉纸即可。

使用方法：吃肉喝汤。

## 四、姜疗肝腹水

### 姜枣黑白丑丸

对症食疗：治肝硬化腹水。

用量配方：老姜500克，黑白丑140克，大枣60克，红糖120克。

制作方法：先将黑白丑除去杂质，用锅炒至发爆破声后取出，研为细末。老姜洗净去皮，捣碎用纱布压榨取汁。再将枣洗净，煮熟，去皮与核，捣成泥状，将红糖、枣泥、黑白丑末在姜汁中调成糊状(应调匀)，先蒸半小时，取出捣匀后，继续蒸半小时，干后为丸。

使用方法：分为7份，1～3日服1份，食前2小时温开水送下。

### 商陆姜泥

对症食疗：治肝硬化腹水。除腹部膨胀，伴形体消瘦，疲乏无力，面色灰暗，肝脏质地较硬等。

用量配方：商陆500克，鲜姜2片。

制作方法：将商陆用粉碎机粉碎，过筛，装瓶。用时取1克，鲜姜捣烂如泥。

使用方法：把两味加水适量，调成糊状，敷脐部。外敷料，胶布固定。每天更换 2 次,7 天为 1 疗程。

**扁竹姜汤**

对症食疗:治各种腹水。

用量配方:扁竹、生姜、绿豆芽、白糖各 90 克。

制作方法:将以上几味加水煎汤。

使用方法:每日 1 次,以后逐日增加分量,每味药最多不能超过 240 克。

## 五、姜疗肾炎

**姜糖鸡**

对症食疗:治肾炎水肿。

用量配方:红糖 1000 克,生姜 250 克,黄母鸡 1 只,龙葵豆 7 粒,大麻仁 7 粒,黑豆 1 把。

制作方法:将鸡洗净后,把药放入鸡腹内,置锅内加水及红糖同煮汤。

使用方法:一天内食完,食后盖被取汗,忌盐 3 天,隔 2~3 天 1 剂,连服数剂。

**三皮汤**

对症食疗:治急性肾炎水肿。

用量配方:冬瓜皮 30 克,五加皮 3 克,姜皮 10 克。

使用方法:水煎服,每日 1 剂,早晚分服。

**茯苓姜汤**

对症食疗:治水肿。

用量配方:茯苓 15 克,生姜 3 克,白术 12 克,郁李仁 6 克。

制作方法:将生姜洗净,切片,同白术、茯苓、郁李仁同放入砂锅中，煎煮20分钟，即得。

使用方法：趁热饮，一次服尽。

注意事项：郁李仁也有得气利水的功效；茯苓利水渗湿，用于水肿、小便不利，与白术合用，其利湿作用强且能健脾。姜皮消浮肿腹胀痞满，故生用治水肿时，不宜去皮。如以姜皮取汁代生姜，则利水作用更强，在此方中作发散水汽用。

**二皮车前草汤**

对症食疗：治风热型急性肾炎。症见颜面浮肿，甚至全身皆肿，以腰以上为甚，伴有恶寒发热，咳嗽，头晕，咽喉肿痛，小便不利等。

用量配方：冬瓜皮20克，姜皮6克，车前草15克。

制作方法：将以上几味水煎。

使用方法：饮服，每日2次。

**生姜桂汁粥**

对症食疗：治脾阳困阴型慢性肾炎。症见轻度浮肿，下肢明显，按之没指，凹陷不起，反复发作，经久不愈，面色萎黄，神疲乏力，腹胀便溏等。

用量配方：鲜生姜12克，桂枝6克，大枣6枚，粳米90克。

制作方法：把生姜洗净切碎，同大枣、桂枝、粳米煮粥。

使用方法：供早晚餐服食，可常服。

**黄芪鲤鱼姜汤**

对症食疗：治肾病综合征。

用量配方：黄芪35克，赤小豆30克，生姜15克，砂仁10

克，鲤鱼1尾，约250克。

制作方法：将鲤鱼去内脏，洗净。余药加水适量，煎30分钟。之后，将鲤鱼入药同煎，不得入盐，沸后以文火炖40分钟。

使用方法：吃鱼喝汤，每日或隔日1剂。

**三瓜姜皮汤**

对症食疗：治肾水肿。

用量配方：西瓜翠衣8克，丝瓜6克，木瓜10克，姜皮5克。

使用方法：上药加水煎服，每日1剂。

## 第六节　对症食疗——糖尿病

### 姜疗糖尿病

**姜末鱼胆汁汤**

对症食疗：清胃泻火，治消渴病，多食易饮，形体消瘦，大便干燥，苔黄，脉滑实有力。

用量配方：干生姜末50克，鲫鱼胆3个。

制作方法：取胆汁，调和成药丸。

使用方法：每服5～6丸，以米汤送下。

**蘑菇木耳生姜汤**

对症食疗：治糖尿病。

用量配方：蘑菇50克，木耳、生姜各10克，盐3克。

使用方法：水煎，喝汤吃木耳及蘑菇，每日2～3次。

**灵芝孢子粉姜饮**

对症食疗：治糖尿病。

用量配方：灵芝孢子粉3克，鲜姜15克，矿泉水300克。

制作方法：将鲜姜洗净，刮皮，切成米粒状，放上孢子粉，在锅内加300克水，煮沸1～2分钟，晾凉即可。

使用方法：饮服，每日2～3次。

**姜盐茶汤**

对症食疗：清热润燥。治糖尿病，口渴多饮，烦躁，尿频量多，舌边尖红，苔薄黄，脉洪数。

用量配方：鲜生姜2片，食盐4.5克，绿茶6克。

制作方法：以上三味同煎汤3000毫升。

使用方法：分次服用。

## 第七节　对症食疗——中风神经痛

### 一、姜疗面神经炎

**巴豆斑蝥生姜膏**

对症食疗：治面瘫(即周围性面部神经麻痹)。

用量配方：大巴豆3枚，去壳；大斑蝥3个，去足翅；鲜生姜6克，去皮。

制作方法：以上药捣成泥状，均匀摊在4厘米×5厘米大小6～8层纱布上，药膏面积2.5厘米×2.5厘米，以患侧下关穴为中心外敷，用胶布固定。待3～4小时后，去掉纱布及药膏，此时可出现水疱。按无菌操作方法，用注射器沿水疱下缘抽吸出液体，防止感染。观察2～3周，若不愈，可按上述方法重复1次，最多重复2次。

**巴豆生姜外敷**

对症食疗：牵正通络。治面部神经麻痹。

用量配方：鲜生姜6克，大巴豆4粒。

制作方法：巴豆去壳，同生姜共捣烂如泥，外敷患侧下关穴(耳门颧弓与下颌切迹所形成的凹陷处，闭口有孔，张口则有肌肉隆起)。

使用方法：用胶布固定，至敷药部位烧灼难忍时，将药物去掉即可。

注意事项：局部可发现红色丘疹和水疱，一般不需处理。

**姜蒜冰片散**

对症食疗：散寒通络。治面部神经麻痹。

用量配方：生姜、大蒜、冰片、儿茶、石菖蒲根、艾叶、蓖麻叶各等量。

制作方法：将以上药混合捣烂，放在患侧手掌握紧。

使用方法：每日1次，每次2～4小时。

**附乌散**

对症食疗：温经散寒、通络。主治面部神经麻痹。

用量配方：生姜、乳香各30克，熟附子、制川乌各90克。

制作方法：将附子、川乌、乳香研成细末，分成8包备用。将姜分成8份，每份3克，余下的姜切成片状。

使用方法：每次用时，先用热姜片擦患处，擦至局部充血为好。再取药末1包，与捣成末的生姜，加开水调成糊状，敷于患侧，宽约3厘米，用纱布敷盖，胶布固定。嘱患者用热水袋热敷。第2天，再取1包，加生姜末3克，同上调敷患处。每日1次，直至症状完全消失。

**乌秦陈皮汤**

对症食疗：治多发性面部神经炎。

用量配方：乌药、秦艽、陈皮各15克，川芎、炮姜、桔梗、甘草、大枣、白芷各10克，麻黄、枳壳、僵蚕、生姜各5克。

使用方法：加水煎沸15分钟，滤出药液，再加水煎20分钟，去渣，两煎药液兑匀，分服，每日1剂。

## 二、姜疗头痛

**生姜椒盐柳叶外用方**

对症食疗：治偏头痛。

用量配方：生姜200克，食盐300克，水麻柳叶300克，花椒100克。

制作方法：将药置锅中焙5分钟后，用布包好，缓熨痛处，至痛止为宜。

**姜糖茶**

对症食疗：治头痛。

用量配方：生姜数片，茶叶1撮，红糖25克。

使用方法：水煎服，每日1剂，早晚分服。

**姜芎附子茶**

对症食疗：治风寒头痛。

用量配方：生姜、川芎各50克，熟附子2枚，茶适量。

制作方法：将附子、生姜、川芎研末。每日服5克，以茶水送下。

**菊花饮**

对症食疗：治风热上攻，头痛不止。

用量配方：石膏、菊花、防风、旋覆花、枳壳、蔓荆子、甘草、羌活、生姜各4.5克。

制作方法：上药加水1000毫升，煎至700毫升。

使用方法：食后热服。

**生姜外敷**

对症食疗：疏风散寒。治风寒头痛。

用量配方：生姜1块。

使用方法：生姜煨热，切成4片，分贴前额及太阳穴，以手帕束之。

**生姜雄黄方**

对症食疗：散寒止痛。治风寒头痛。

用量配方：鲜生姜1块，雄黄适量。

使用方法：鲜生姜切片，撒上雄黄末，再一片一片合好，烘热，贴太阳穴。

**屈头鸡汤**

对症食疗：祛风胜湿。治风湿头痛。

用量配方：生姜60～100克，屈头鸡（俗称毛鸡蛋）2～4只。

制作方法：将屈头鸡去毛和内脏，洗净切碎；生姜去皮，拍烂，与屈头鸡一起放入铁锅中，用花生油煎至焦香，调味服食。

使用方法:可用黄酒冲匀服食,每天 1 次,连服 3～4 天。

**干姜散寒方**

对症食疗:散寒止痛。治风寒头痛。

用量配方:干姜 10 克,荜拔 3 克,细辛 6 克。

制作方法:以上几味共研细末。(外用)

使用方法:酒调敷头部疼痛处。

**鲤鱼姜葱汤**

对症食疗:疏风散寒止痛。治风寒头痛。

用量配方:生姜片 90 克,老葱头 30 克,鲤鱼头 2 个,酒 60 毫升,糯米 25 克。

制作方法:以上材料同糯米加水 1000 毫升,用砂锅煮沸。

使用方法:一次吃完。

**鲜姜鼻疗汤**

对症食疗:散寒通络。治血管性头痛。

用量配方:鲜姜 120 克,葱白 7 根,白胡椒 30 克,黑豆 7 粒,大枣 7 枚。

制作方法:白胡椒、黑豆共研末;大枣去核,与余药共捣烂和匀,用纱布包好,嗅之。

使用方法:左边痛用右鼻嗅,右边痛用左鼻嗅。

**川芎葱白茶**

对症食疗:疏风通阳止痛。治风寒头痛。

用量配方:葱白 2 段,茶叶、川芎各 10 克。

制作方法:以上几味水煎。

使用方法:煎服。

## 三、姜疗中风

### 白矾姜汁饮

对症食疗:治中风休克,不省人事。

用量配方:鲜姜汁1杯,白矾6克。

制作方法:开水冲化白矾,兑姜汁。

使用方法:灌服。

### 竹沥姜汁

对症食疗:治中风不省人事,痰涎上痛。

用量配方:竹沥3克,生姜汁数滴。

使用方法:上两味和匀,用调羹频灌。

### 生姜芹菜汁

对症食疗:治中风半身不遂。

用量配方:芹菜100克,生姜30克。

使用方法:上药洗净,切片,挤汁服,每日1～2次。

### 竹沥姜糖饮

对症食疗:治中风半身不遂。

用量配方:鲜竹沥水20毫升,生姜汁5毫升,白糖15克。

使用方法:以汁溶化白糖服。每日2次。

### 生姜芝麻壳汤

对症食疗:治中风半身不遂。

用量配方:芝麻壳50克,生姜10克。

使用方法:水煎服。每日2～3次。

### 干姜桂枝粥

对症食疗:治中风半身不遂。

用量配方：干姜 10 克，桂枝 3 克，小米 50 克，红糖 20 克。

使用方法：以上药煮粥吃，每日 1～2 次。

## 四、姜疗眩晕

### 姜葱附片汤

对症食疗：治阳虚头晕。

用量配方：干姜 21 克，大葱 3 棵，附片 15 克(先煎 1 小时)。

使用方法：水煎服，连服 1～3 剂。

### 葱煮鳙鱼头

对症食疗：主治妇女头晕。

用量配方：鳙鱼(大头鱼)头 1 个，生葱 6 根，米酒 100 克，水 1 碗。

使用方法：先将鱼头煎香，加入酒、水煮沸，加少许盐调味，一次吃完。

### 当归生姜羊肉汤

对症食疗：补益气血，调和营卫。治低血压性眩晕，血压常在 90 / 55 毫米汞柱左右，头目眩晕，裹首闭目，立则晕倒，卧床不起。

用量配方：生姜 15 克，羊肉 250 克，当归、大枣各 50 克。

制作方法：生姜切片，羊肉、生姜文火熬成 3 碗，加入调料，另煎余药 240 毫升。

使用方法：每日分 2 次，将药液、羊肉汤分别依次饮用(混合难服)。

**白萝卜姜葱泥**

对症食疗：散寒止眩。主治老年眩晕。

用量配方：生姜、大葱、白萝卜各30克。

使用方法：以上几味共捣如泥，敷在头前部，每日1次，半小时取下，连用3～4次。

**生姜片外贴**

对症食疗：预防晕车。治运动性眩晕。

用量配方：鲜生姜1块。

制作方法：将生姜切片成5分硬币大小。

使用方法：临上车前敷贴在内关穴，男左女右，再用胶布、绷带或手巾包扎即可。

**加味六君子汤**

对症食疗：治气虚夹痰作眩。

用量配方：大枣2枚，橘红2.1克，生姜3片，半夏2.4克，荆芥穗2.4克。

制作方法：以上材料加水煎服15～30分钟。

使用方法：食后服，1日2次。

**三五七散**

对症食疗：治眩晕。

用量配方：天雄(炮去皮)、细辛(洗去土)各90克，山茱萸(去核)、干姜(炮)各150克，防风、山药(炮)各210克。

使用方法：以上药研为末，每服6克，食前用温酒下。

**嚼食生姜方**

对症食疗：治脾胃虚寒型眩晕。

用量配方：生姜10克。

制作方法：将生姜洗净，切片。

使用方法：发作时，嚼后咽下。

**白姜散**

对症食疗：治美尼尔氏综合征。

用量配方：白果仁60克，干姜12克。

制作方法：以上药焙干，共研细末，分成8份，每份9克。

使用方法：每天早晚饭后，以红枣12克，黄芪20克煎水各服1份。体虚不甚者，用温开水送服也可。

## 第八节　对症食疗——腰腿关节痛

### 一、姜疗痛痹

**三圣丸**

对症食疗：治老人夏三月腰膝凉痛。

用量配方：威灵仙(净洗去土，焙干)150克，干姜60克(炮制)，乌头60克(炮制，去皮、脐)。

制作方法：以上药研为末；煮枣肉，将其揉为丸，如梧桐子大。

使用方法：每次服15～20丸，用温姜汤送下。

**六生散**

对症食疗：治急风痹，身躯拘痛。

用量配方：菖蒲500克，生地黄500克，枸杞根500克，生商陆根500克，生乌头500克，生姜1千克。

制作方法：以上六味，以醇酒渍泡一宿，捞出，晾干，再放入酒中，至酒尽，晒干，捣细下筛。

使用方法：以清酒60毫升，服1.5克，每日2次。

**姜汁浸棉花方**

对症食疗：散寒通络。主治痛痹。

用量配方：鲜姜1000克，干净棉花50克。

制作方法：将鲜姜捣烂，取汁。干净棉花浸入，晒干。反复数次，以浸完姜汁为止。

使用方法：将晒干的药棉摊在纱布上(约一指厚)，将纱布缝在靠患处的衣服内层或作为护膝，直接包住患处即可。

**干姜米仁粥**

对症食疗：温经通络止痛。主治痛痹。

用量配方：干姜9克，米仁、白糖各50克。

制作方法：先将干姜、米仁加水适量煮烂成粥，再调白糖服食。

使用方法：连服1个月，每天1次。

**姜辣汁**

对症食疗：温经散寒，除湿止痛。主治痛痹。

用量配方：干姜60克，干辣椒30克，乌头20克，木瓜25克。

制作方法：以上药放入2000毫升水中，煮30～40分钟。

使用方法：趁热熏洗患部。之后，将药汁倒出，用干净毛巾蘸药汁热敷患部。如此反复2～3次，每日早晚各1次。

### 姜汁乌头粥

对症食疗：祛风通络。治行痹。

用量配方：姜汁10滴，生川乌头3～5克，大米50克，蜂蜜适量。

制作方法：将川乌头捣烂，研为细末。煮沸米粥，加川乌头末，改用文火慢煮。熟后加入姜汁、蜂蜜，搅匀，再煮片刻即可。

使用方法：早晚餐服食，5～7天为1疗程。

## 二、姜疗关节炎

### 姜葱芫荽方

对症食疗：散寒通窍。治风湿性关节炎。

用量配方：生姜、鲜葱、芫荽各30克，石菖蒲15克。

制作方法：以上药共切碎，用白酒炒热。

使用方法：用布包住敷患处，凉了就换，每日3次。

### 姜葱五枝汤

对症食疗：祛风利湿。主治下肢风湿肿痛。

用量配方：生姜、葱、桃树枝、杨柳枝、桑枝、槐枝、紫苏梗、石菖蒲各250克。

制作方法：将菖蒲、姜、葱捣烂放入桶内。将其他药物共煎沸汤，也倒入桶内。桶内放木架，以患肢放架上，盖以单布熏之，水转凉时，将秤砣或石火烧红放入，再熏。

### 捉虎膏

对症食疗：祛风散寒，活血通络。主治关节炎。

用量配方：姜汁、葱汁、独蒜汁、韭菜汁、麻油各120毫升，艾叶汁30毫升，好烧酒600毫升，松香、东丹适量。

制作方法：先将诸药汁、烧酒煎滚，入麻油，熬至滴水成珠，加松香、东丹搅匀，成膏。

使用方法：用布摊开，贴患处。

**姜葱辣椒面**

对症食疗：散寒利湿。主治类风湿性关节炎。

用量配方：生姜、大葱、辣椒各9克，面条适量。

制作方法：以上材料同面条煮食，趁热吃下，以出汗为度。

使用方法：连服10天，每日2次。

**椒姜酒疗方**

对症食疗：治寒性关节疼痛。

用量配方：花椒10克，辣椒15克，生姜30克，白酒50毫升。

制作方法：将前三药混合，用武火炒熟，加白酒再炒(切勿炒黑、炒煳)。

使用方法：将以上材料敷于患处，以菜叶或油纸包扎，绷带固定，每2日换药1次。

注意事项：敷药后，局部有微热感为正常现象。

**姜薤苏叶饼**

对症食疗：治风湿性关节炎。

用量配方：生姜、薤白各250克，苏叶、陈艾各120克。

制作方法：共捣烂，和面粉做成饼，烘热贴患处。

**麻黄芥子汤**

对症食疗：治风湿性关节炎。

用量配方：生麻黄15克，白芥子15克，桂枝10克，附子

10 克，千年健 15 克，红花 10 克，川牛膝 10 克，乳香 10 克，没药 10 克，炮姜 15 克，生姜黄 10 克，甘草 10 克，红茶 10 克。

使用方法：水煎服。

## 三、姜疗腰痛

### 姜乌方

对症食疗：治风湿腰痛。

用量配方：生姜 1 块，草乌 1 个。

制作方法：焙干共研为细末，与食盐拌匀，放入锅内炒热、用布包扎，冷后再炒。

使用方法：连敷 3 次。

### 姜仁方

对症食疗：治风寒腰痛。

用量配方：生姜 15 克，核桃厂 100 克。

制作方法：共煮后，再加红糖。

使用方法：以酒为引，饭后热服。

### 姜椿方

对症食疗：治风寒腰痛。

用量配方：生姜 100 克，椿树叶 100 克。

使用方法：捣烂敷腰部，每日 1 次。

### 姜蚕方

对症食疗：治慢性腰痛。

用量配方：高良姜 12 克，蚕豆 30 克，甘草 3 克。

制作方法：加水 500 毫升，煎成汤。

使用方法：饮服，每日 2 次。

**姜茴方**

对症食疗：治急性扭伤。

用量配方：生姜 2 克，鲜茴香 60 克。

制作方法：将上两味捣烂成药泥。

使用方法：取药泥敷患处，每日 1 次。

**姜附方**

对症食疗：治腰扭伤。

用量配方：老姜、香附末、葱、面粉、水酒各适量。

制作方法：将上两味捣烂为泥。

使用方法：以药泥包患处。

**麻腰丹**

对症食疗：治腰腿疼痛。

用量配方：附子尖、乌头尖、南星、朱砂、干姜各 3 克，雄黄、樟脑、丁香、麝香各 1.5 克。

制作方法：以上研为末，蜜丸如龙眼大。

使用方法：每次 1 丸，用姜汁化开如稠粥，烘热置掌中，尽数抹腰上。黏着肉皮，棉布缚定，腰热如火方妙。3 日用 1 丸或加朵萸、肉桂效更佳。

**狗脊良姜汤**

对症食疗：治腰腿痛。

用量配方：狗脊、龟板各 25 克；牡蛎、良姜、龙骨、鸡血藤各 30 克：茯苓、白芍、巴戟天、山萸肉、当归、川芎各 15 克；桂枝 30 克；牛膝、熟地各 20 克。

使用方法：水煎服。

**荆芥桂枝散**

对症食疗:治老年性腰痛。

用量配方:荆芥、防风、黄芪、透骨草、鸡血藤、羌活、独活、威灵仙各30克;桃仁、红花、附子各24克;桂枝30克,生姜10～20克,白酒或75%酒精100毫升。

制作方法:将以上几味研末,制成姜酒。

使用方法:姜酒泡药粉敷患处。

**贴腰膏**

对症食疗:治腰痛。

用量配方:生姜500克,捣汁120克,水胶30克。

制作方法:以上药同煎成膏。

使用方法:厚纸摊贴腰眼。

**胡桃丸**

对症食疗:治腰痛。

用量配方:乳香、沉香、木香、母丁香、大茴香、干姜、杜仲姜汁炒(去丝)、没药、菟丝子酒制、破故纸酒炒各等份,胡桃4个(去壳)。

制作方法:以上药研为细末,炼蜜为丸,如绿豆大。

使用方法:黄酒送服。

**蛋艾生姜疗方**

对症食疗:治腰酸。

用量配方:鸡蛋2只,艾叶15克,生姜25克。

制作方法:以上三味加水适量同煮,蛋熟去壳,煨片刻。

使用方法:吃蛋喝汤。

## 第九节 对症食疗——妇科病痛

### 一、姜疗月经不调

**当归生姜羊肉汤**

对症食疗：治月经不调。

用量配方：当归、生姜各15克，羊瘦肉1000克或羊肉500克，黄芪、党参、当归各25克，生姜5片。

制作方法：当归、生姜以纱布包；羊瘦肉切小块，加大料、桂皮调味，用文火焖煮至肉烂熟，去布包、桂皮即成或羊肉切块，黄芪、党参、当归以布包，另加生姜，同放砂锅内加水适量，武火煮沸后，文火煨2小时，稍加盐调味食。

使用方法：食肉喝汤，每日2次。

注意事项：本方温中补血，调经散风。因此对痛经、经期头痛、乳胀、经血量少、子宫发育不良、胎动不安、习惯性流产及产后腹痛、血虚头晕、面色苍白、闭经等妇科疾病均有效。

**毛蛋姜酒方**

对症食疗：治妇女月经不准、经期错后、色淡、量少等症。

用量配方：毛鸡蛋(未孵化出的鸡胚胎)2个，姜25克，黄酒200克，白糖50克。

制作方法：毛鸡蛋去壳，将酒和姜入锅与毛鸡蛋共煮熟，以白糖调服。

使用方法：每日两次，用白糖水调服，早晚各一次。

**冬瓜皮姜枣方**

对症食疗:治月经不调。

用量配方:冬瓜皮 20 克,生姜 10 克,大枣 6 个。

制作方法:加水 600 毫升,煎煮至 300 毫升。

使用方法:水煎服,每日 2 次。

**艾叶姜方**

对症食疗:治月经量多。

用量配方:艾叶 15 克,干姜 10 克。

制作方法:加水 500 毫升,煎煮至 200 毫升。

使用方法:水煎服,每日 2 次。

**干姜粳米方**

对症食疗:治月经量少。

用量配方:干姜 10 克,粳米 30 克。

制作方法:加水 750 毫升,煎煮至 300 毫升。

使用方法:水煎服,每日 2 次。

**干姜黄柏汤**

对症食疗:治经水淋漓不尽。

用量配方:干姜 10 克,黄柏 15 克。

制作方法:加水 650 毫升,煎煮至 250 毫升。

使用方法:水煎服,每日 2 次。

**红花芭蕉姜饮**

对症食疗:活血通经。主治月经错后,经量偏少,小腹疼痛等。

用量配方:鲜生姜 3 片,红花 13 克,芭蕉 1 个,红糖 50 克。

制作方法：除红糖外，其余几味加水500毫升，文火煎20分钟。

使用方法：取药汁300毫升，加红糖，每日2次。

**艾叶姜蛋**

对症食疗：治血寒型月经不调。月经延后，色暗红而量少，小腹疼痛，得热痛减，畏寒肢冷，面色苍白，舌淡苔薄白，脉沉紧。温通经脉，散寒化瘀。

用量配方：生姜15克，艾叶9克，鸡蛋2枚。

制作方法：把生姜、艾叶、鸡蛋放入砂锅内，加水煮，待蛋熟后去壳取蛋，再放入煮片刻，去药渣，饮汤吃蛋。

使用方法：月经前7天，每天1次，连服数天。

**豆腐生姜羊肉汤**

对症食疗：益气血，补脾胃。主治月经不调。

用量配方：生姜25克，豆腐2块，羊肉50克。

制作方法：以上几味共煮，待羊肉熟后，加少许盐。

使用方法：饮汤食肉及豆腐。

**当归延胡姜汤**

对症食疗：活血散寒调经。主治月经错后，兼治闭经。

用量配方：生姜2片，当归9克，延胡索5克。

制作方法：以上几味水煎。

使用方法：连服3剂，每日3次。

**干姜羊肉汤**

对症食疗：温肾阳，活血调经。主治肾阳虚型月经过少，伴肢凉怕冷，腰背酸痛，尿少浮肿，食少便溏，面色苍白。

用量配方：干姜、羊肉各适量。

制作方法：用砂锅加水 800 毫升，炖煮熟烂。

使用方法：炖煮后食用。

**元归姜散**

对症食疗：治妇女血滞闭经。

用量配方：元胡索、当归各 27 克，生姜适量。

使用方法：前两味研末，每服 9 克，加生姜、水煎服。

## 二、姜疗痛经

**白芍干姜散**

对症食疗：治痛经、寒凝血瘀型痛经。

用量配方：白芍 60 克，干姜 25 克。

制作方法：以上两味共研细粉，分成小包，月经来时开始服用。

使用方法：每日服 1 包，以黄酒为引，连服 3 个经期。

**坤草生姜煎**

对症食疗：治因寒致痛经者。

用量配方：益母草 30 克，老生姜 15 克，红糖 60 克。

使用方法：以上三味浓煎，每次经行前 1～2 天服。每日 1 次，经至则止。

**生姜红糖方**

对症食疗：治虚寒、实寒引起的痛经。

用量配方：生姜适量，红糖适量。

制作方法：生姜捣碎加红糖，蒸熟后吃。

使用方法：服用量以自己喜好为准，经前 4～5 天服，每日

2次。

**干姜大枣红糖煎**

对症食疗：治寒湿凝结胞宫，月经错后，量少腹痛。

用量配方：干姜10～20克，红糖30克，大枣30克。

制作方法：将干姜、大枣洗净，加红糖煎服。

使用方法：于经前1～2天开始服，经行第1天止。每日1剂。

**鸡蛋归姜汤**

对症食疗：用于气血虚弱，经期或经后小腹隐痛，喜揉按。

用量配方：鸡蛋1枚，干姜10克，当归10克，红枣10克，陈皮10克，酒酿30克，白糖适量。

制作方法：红枣煮烂去核，鸡蛋打散后放入酒酿，将当归、干姜、陈皮加水煮沸20分钟，去渣，再煮沸，趁热冲碗中鸡蛋，放入红枣、白糖拌和。

使用方法：在月经前1～2天服用，每日2次。

**姜桂乌珀丸**

对症食疗：温经散寒止痛。主治寒性痛经，经前或经期小腹冷痛，得热痛减，按之痛甚，经量少，色黑夹块，畏寒便溏或恶心呕吐，舌边紫，苔白腻，脉沉紧。

用量配方：干姜、肉桂各100克，制川乌60克，琥珀30克。

制作方法：以上几味共研为细末，制成水丸。每袋重12克。

使用方法：平时每次服半袋，日服3次。经期腹痛发作时，每服1袋，日服2次，温开水吞服。

**生姜红枣汤**

对症食疗:益气补血调经。主治气血不足痛经,每次经净前后,小腹隐痛,经色稀淡,面色苍白,头晕耳鸣,神疲乏力等。

用量配方:生姜 6 克,红枣 10 枚,红糖 60 克。

制作方法:以上几味加水适量,煎汤饮。

使用方法:经前 7 日,每日 1 次,连服 3~4 日。

**姜楂汤**

对症食疗:散寒理气。主治寒性痛经。

用量配方:生姜、红糖各 10 克,山楂 12 克。

使用方法:以上三味加水煎服。

**姜椒枣汤**

对症食疗:温经散寒,活血调经。主治寒性痛经。

用量配方:生姜 24 克,花椒 9 克,红枣 30 克。

制作方法:生姜切片,和余药,加水 2 碗,用小火煎成 1 碗。

使用方法:趁热服,每日 1 次,连服 3~5 日。

**姜葱外敷方**

对症食疗:散寒止痛。主治寒性痛经。

用量配方:鲜生姜 125 克,大葱、食盐各 250 克。

制作方法:以上几味共捣烂,炒热,装入纱布袋内,趁热敷脐下丹田穴。冷则用热水袋熨之。

使用方法:每日 3 次,每次 30~60 分钟,连敷 3~4 天。

**姜枣艾叶汤**

对症食疗:散寒调经。主治寒性痛经。

用量配方：生姜5片，大枣5枚，艾叶15克，红糖适量。

制作方法：加水750毫升，煎至300毫升。

使用方法：以上药共煎饮服。

**玄归散**

对症食疗：治脐腹疼痛。

用量配方：当归、玄胡索各等份，生姜3片。

制作方法：加水700毫升，煎至250毫升。

使用方法：水煎服。

**茴香姜枣饮**

对症食疗：治痛经。

用量配方：小茴香10克，干姜6克，大枣10枚。

制作方法：加水750毫升，煎至3000毫升。

使用方法：水煎服，每日1～2次。

**鸭蛋生姜方**

对症食疗：治痛经。

用量配方：青壳鸭蛋3枚，生姜5钱。

使用方法：将鸭蛋去壳，加酒半碗煮热，以白糖调服。

**姜艾薏苡仁粥**

对症食疗：温经化瘀，散寒除湿。适用于寒湿凝滞型痛经，症见经前或行经期小腹冷痛，得热痛减，经行量少，色暗有块，恶寒肢冷，大便溏泻，苔白腻，脉沉紧。

用量配方：干姜、艾叶各10克，薏苡仁30克。

制作方法：先将干姜、艾叶煎水取汁，然后加入洗净的薏苡仁煮粥。

使用方法：每日2次，温热食。

**吴茱萸粥**

对症食疗：补脾暖胃，温中散寒，止痛、止吐。治虚寒型痛经及脘腹冷痛，呕逆吐酸。

用量配方：吴茱萸2克，粳米50克，生姜2片，葱白2段。

制作方法：将吴茱萸研为细末，用粳米煮粥。待米熟后，下吴茱萸末及生姜、葱白，同煮为粥。

使用方法：每日2次，早晚温热服。

注意事项：用量不宜过大，宜从小剂量开始。一切热证、实证及阴虚火旺的病人忌服。

## 三、姜疗闭经

**附术芍汤**

对症食疗：治闭经。

用量配方：干姜10克，附子、白术、白芍、茯苓、肉苁蓉、桃仁各15克。

使用方法：每日1剂，加水适量煎2次，共得浓汁200毫升，分2次服。

**姜丝炒墨鱼**

对症食疗：辅治血虚经闭。

用量配方：生姜50～100克，墨鱼(去骨)400克。

制作方法：生姜切丝，墨鱼洗净切片，放油盐同炒。每日2次，佐膳。

注意事项：本方补血通经，益脾胃，散风寒。

### 红糖姜枣茶

对症食疗：治妇女闭经。

用量配方：红糖100克，红枣100克，生姜15克。

制作方法：以上三味加水适量，煎汤代茶。

使用方法：每日1剂，不拘时，代茶温饮。连续服用至月经来潮为止。

注意事项：妇女平时血气不足，适值行经时又复感寒邪，致冲任脉被寒凝阻，因此月事而闭。其病之本在于血虚寒凝。该茶以红糖补中暖脾，活血祛瘀；红枣养血补肝，益气生津，调和营卫；生姜散寒去冷。三药配用，血虚能补，寒凝能去，冲任得调，经血则按月而行。

### 羊肉归芪姜汤

对症食疗：益气补血通经。主治气血不足的闭经，伴面色苍白或萎黄，精神疲倦，头晕目眩，心悸少气，虚烦不宁，四肢乏力，舌淡苔薄白，脉沉细无力。

用量配方：当归、黄芪各30克，生姜65克，羊肉250克。

制作方法：将羊肉洗净，切块，生姜切丝，当归、黄芪纱布包好，放瓦锅内加水适量，炖至烂熟，去药渣，调味服食。

使用方法：每天1次，每月连服5～7天。

### 马蓝头根姜汤

对症食疗：温中理气通经。主治闭经。

用量配方：老姜15克，马蓝头根1把，红枣、红糖各40克。

使用方法：以上几味水煎，当茶喝，饮至经来为止。

归芪调经姜汤

对症食疗：益气养血。主治气血不足闭经。

用量配方：当归、黄芪、菟丝子各30克；生姜3片，仙灵脾15克，大枣10枚。

使用方法：以上几味水煎，每日1剂，早晚2次口服，3个月为1疗程，连服1～2个疗程。

双红姜饮

对症食疗：治闭经。

用量配方：红糖、红枣各60克，老姜15克，马蓝头根1把。

使用方法：水煎服，代茶饮，饮至经来为止。

## 四、姜疗功能性子宫出血

姜炭酒

对症食疗：治血崩。

用量配方：干姜炭10克。

使用方法：以上药研末，冲黄酒服。

乌梅姜棕炭汤

对症食疗：治血崩。

用量配方：乌梅肉、干姜、棕炭各9克。

使用方法：水煎服，每日1剂，早晚分服。

乌梅干姜百草霜汤

对症食疗：治血崩。

用量配方：乌梅30克，干姜炭、百草霜各15克。

使用方法：淘米水煎服。

**黑姜炭阿胶汤**

对症食疗：治血崩。

用量配方：黑姜炭30克，阿胶12克，炙甘草6克。

使用方法：水煎服，渣再煎服。

**止血根大枣姜汤**

对症食疗：治慢性子宫出血、赤带漏经。

用量配方：止血根30克，大枣6克，生姜6克。

使用方法：水煎2次，去渣，分早、午、晚三次服。

**黄芪木耳姜方**

对症食疗：治崩漏。

用量配方：干姜30克，生黄芪、木耳各120克。

使用方法：共研为细末，每日服2次，每次服6克。

**如圣散**

对症食疗：治血崩。

用量配方：棕榈、乌梅各30克，干姜32克。

使用方法：共研为细末，每服6克，乌梅酒调下，空腹饮服。

**灶心姜炭饮**

对症食疗：治崩漏。

用量配方：灶心土100克，姜炭50克。

使用方法：用水2碗，煮成1碗，去渣后服。

## 五、姜疗不孕症

**姜糖饮**

对症食疗：治宫冷不孕。

用量配方：鲜生姜500克，红糖500克。

制作方法：生姜捣烂如泥，调入红糖，放锅内蒸1小时取出，放阳光下晒3天，再蒸再晒，共蒸9次晒9次，伏天每伏蒸晒3次。

使用方法：月经来的第一天开始服用，每次1汤匙，1日3次，连服1个月，不得间断。

注意事项：忌房事。

**归芍芎姜方**

对症食疗：治妇女宫寒不孕症。

用量配方：当归15克，白芍15克，川芎10克，炮姜8克，肉桂6克，炒茴香2克，炒五灵脂10克，阿胶12克(烊化)，炒艾叶10克，茯苓15克。

制作方法：以益母草煎汤代水煮上药。

使用方法：每日1剂，早晚分服。

## 六、姜疗更年期综合征

**枸杞姜枣汤**

对症食疗：治更年期综合征。

用量配方：枸杞子30克，大枣10个，姜皮3克。

使用方法：水煎服，每日1剂，早晚分服。

**乌梅炮姜连方**

对症食疗：治更年期崩漏，伴有头晕耳鸣、五心烦热、乍寒乍热、烘热汗出、易睬易怒为主要症状者。

用量配方：乌梅15克，炮姜炭10克，黄连10克，黄柏10克，肉桂6克，附子6克，生地15克，枸杞子30克，紫石英30克，三七参(冲服)3克，党参30克。

使用方法：水煎服。

**羊肉姜方**

对症食疗：治更年期综合征。

用量配方：干姜 30 克，羊肉 150 克。

使用方法：共炖至羊肉熟烂，吃肉饮汤。食时入盐等作料，每日 3 次。

## 七、姜疗妊娠呕吐

**连梅夏姜方**

对症食疗：治妊娠呕吐。

用量配方：乌梅、姜、半夏各 5 个，煨姜 6 片，黄连 2 克。

使用方法：水煎服。

**芦槟姜方**

对症食疗：治妊娠呕吐。

用量配方：鲜芦根 2.5 克，橘皮 1.2 克，生姜 2 克，槟榔 0.6 克。

使用方法：水煎服，空腹趁热用。

**半夏姜水竹茹方**

对症食疗：治妊娠恶心呕吐，喜食酸味之物，嗜睡乏力，口干渴，便干溲黄，舌苔白燥，脉滑数。

用量配方：制半夏 10 克，姜水泡竹茹 10 克。

使用方法：水煎浓缩，徐徐咽下。

**缩砂散**

对症食疗：治妊娠胃虚气逆，呕吐不食。

用量配方：缩砂仁适量。

制作方法：以上药研细末。

使用方法：每服 6 克，入生姜自然汁少许，沸汤调，不拘时服。

**炒姜丸**

对症食疗：治妊娠两肋胀闷，腹中疼痛，呕逆，不思饮食。

用量配方：干姜、桂、木香、沉香、当归、甘草、白豆蔻、白茯苓、青橘皮汤各 15 克，芍药 30 克，干木瓜、姜黄各 15 克。

制作方法：以上药捣末，汤浸蒸饼为丸，如子弹大小。

使用方法：每服 1 丸，空腹时咀嚼，温酒下。

**生地黄丸**

对症食疗：治妊娠恶心，呕吐清水，腹疼不食。

用量配方：人参、干姜各等份。

制作方法：以上药共研为细末，以生地黄汁和为丸，如梧桐子大。

使用方法：每服 50 丸，食前水饮送下。

**人参半夏丸**

对症食疗：治妊娠时胸中冷，腹痛，吐逆不喜饮食。

用量配方：半夏 10 克(汤泡 7 次)，人参、干生姜各 15 克。

制作方法：上药共为细末，以生地黄汁浸，蒸饼为丸，如梧桐子大。

使用方法：每服 40 丸，用米汤送下，不拘时服。

**甘蔗生姜方**

对症食疗：治妊娠呕吐。

用量配方：鲜甘蔗(榨汁)1 杯，生姜 1 块(榨汁)。

使用方法：与甘蔗汁混合，频频服下，1 天 2 次，连服 3 天。

**乌梅生姜方**

对症食疗：治妊娠呕吐。

用量配方：生姜 30 克，乌梅 10 克。

使用方法：共绞汁擦舌，1 日数次。

**生姜半夏方**

对症食疗：治妊娠呕吐。

用量配方：丁香 1.5 克，半夏 20 克，生姜 30 克。

制作方法：前两味药研末，生姜煎汁，共调成糊状。

使用方法：取适量敷脐部，每日 1 次，连用 3～4 日。

**麦地粥**

对症食疗：治妊娠时，呕吐不食。

用量配方：鲜麦冬汁、鲜生地汁各 50 克，生姜 10 克，粳米 50～100 克。

制作方法：先将粳米及生姜煮粥，再下麦冬汁与生地汁，调匀煮成稀粥。

使用方法：每日 2 次，空腹食。

**柚皮姜汤**

对症食疗：治妊娠呕吐。

用量配方：老姜 9 克，柚皮 18 克。

使用方法：老姜切成片，与柚皮一起入锅，加一杯水煮，慢熬至剩半杯水的量，取出残渣，等汁液凉了再食用。

## 八、姜疗妊娠水肿

### 豆姜枣方

对症食疗：治妊娠水肿。

用量配方：生姜 10 克，大枣 6 个，黑豆 30 克。

使用方法：水煎服，每日 2 次。

### 鲤鱼姜汤

对症食疗：治妊娠水肿。

用量配方：获苔、白术、白芍、当归各 6 克，橘红 3 克，鲤鱼 1 条，生姜数片。

制作方法：前五味共研为细末。鲤鱼煮熟，取上述药汁 12 克，鱼汁 1.5 杯，生姜 7 片，陈皮少许，煎至 7 分。

使用方法：去渣，空腹服。

### 生姜浮萍汤

对症食疗：治妊娠水肿。

用量配方：生姜 10 克，浮萍 15 克。

使用方法：水煎服，每日 2 次。

### 苓皮姜方

对症食疗：治妊娠水肿。

用量配方：老姜皮 6 克，茯苓皮 10 克。

使用方法：水煎服，每日 2 次。

### 黄芪三皮饮

对症食疗：治妊娠水肿。

用量配方：冬瓜皮、茯苓皮、黄芪各 30 克，生姜皮 10 克，大枣 5 枚，白糖适量。

制作方法：将以上各味加水500克，煮取300克，去渣，加白糖适量。

使用方法：分2次服。

注意事项：补气，利湿，行水，消肿，有健脾之功效。外感发热时，不宜服。

**桂枝茯苓姜敷脐方**

对症食疗：治肾虚妊娠水肿。

用量配方：桂枝、茯苓、苍术、白芍各3克，生姜适量。

使用方法：前四味药研末，生姜绞汁与药末调成糊状，敷脐部，外用薄膜及纱布固定。

**龙眼干枣姜汤**

对症食疗：补肾温阳，利水消肿。主治中度、重度水肿。

用量配方：生姜、龙眼干、大枣各等份。

使用方法：以上几味水煎汤服用。

**千金鲤鱼汤加减**

对症食疗：健脾利水，调气导滞。主治中度妊娠水肿。

用量配方：生姜、党参、白芍、当归各15克，白术、茯苓各30克，鲤鱼1条(约500克)，大腹皮10克。

制作方法：将鱼去内脏，洗净，余药用布包好，同放瓦锅内，加水1000毫升，文火炖至烂熟，去药渣，用葱、蒜、无盐酱油调味，食鱼肉喝汤。

使用方法：分2次早晚服，连服3～4剂。

**五皮粥**

对症食疗：治妊娠水肿，老年性浮肿，肥胖症，小便不利，腹泻等症。

用量配方：白茯苓皮、大腹皮、冬瓜皮各 15 克，橘皮、生姜皮各 10 克，粳米 100 克。

制作方法：将以上五味药煎水，取汁去渣，加入淘净的粳米，煮成稀粥。

使用方法：每日 2 次，温热服。

## 九、姜疗产后出血

### 胶姜汤

对症食疗：治产后出血。

用量配方：大枣 6 个，生姜 10 克，阿胶 30 克，红糖 15 克。

使用方法：水煎服，每日 2 次。

### 穗栀姜方

对症食疗：治产后出血。

用量配方：生姜 4 片，芥穗 10 克，栀子、川断各 10 克。

使用方法：芥穗炒黑，与其他药共煎服，每日 2 次。

### 耆婆方

对症食疗：治产后出血。

用量配方：生姜 12 克，蒲黄 6 克。

使用方法：水煎，分 3 次服。

### 人参当归姜方

对症食疗：益气扶正，养血止血。治产后失血过多，出血不止，眩晕目暗，口噤，发热憎寒。

用量配方：人参 30 克，当归 30 克，川芎 15 克，荆芥穗 9 克，干姜炒黑 9 克，熟地姜汁炒 30 克。

使用方法：以上药锉末。水煎，空腹时服。

## 十、姜疗产后缺乳

### 木瓜生姜煲米醋方

对症食疗：治产后缺乳和病后体弱、四肢乏力等症，亦治恶露不尽。

用量配方：木瓜500克，生姜30克，米醋50毫升。

使用方法：用瓦煲煲好后，分次吃，以利于吸收。

### 猪爪儿姜醋方

对症食疗：治乳汁不下，煮好若放置1～2周再食，其效果更佳。

用量配方：甜醋600毫升，生姜300克，猪爪2只。

制作方法：将生姜洗净，去皮，切块；猪爪儿切块，加甜醋，同煮熟。

使用方法：分数日食完。

### 芪归姜汤

对症食疗：治产后乳汁不下或乳汁不足。

用量配方：生黄芪24克，当归15克，白芷12克，陈皮9克，木通3克，漏芦4克，通草4克，红花2克，干姜炭2克，川芎6克，王不留行4克，党参12克，穿山甲9克。

使用方法：水煎服。

### 冻猪蹄

对症食疗：补益气血，通络下乳。主治气血虚弱型产后缺乳、乳少或无乳，乳房柔软而无胀痛，伴面色苍白，少气懒言，心悸，气短等。

用量配方：生姜9克，猪蹄1500克，葱段2根，桂皮3克，黄酒30毫升，精盐15克。

制作方法：猪蹄去骨，用镊子拔净余毛，以刀刮去污垢，再用清水冲洗。取锅1只，放清水2500毫升，投入猪蹄，温火烧沸，捞起，放入清水中冲洗。取砂锅1个，放猪蹄、生姜、葱、酒、桂皮，加满水，上旺火烧沸，转小火，焖煮2.5小时，撇去浮沫，捞出猪蹄晾凉，撕成碎肉，放入原汤锅中，加盐调味，去生姜、葱及桂皮，烧片刻后，离火即成。

### 鲶鱼姜葱卧鸡蛋

对症食疗：益气补血催乳。主治产后缺乳，气血不足型。

用量配方：姜3片，葱3根，鲶鱼400克，鸡蛋3个，黄酒15毫升，调味品适量。

制作方法：用草抹去鲶鱼体外黏液，剖腹去内脏，洗净。上锅，旺火，烧热，用油滑锅，加入适量猪油及葱、姜煸炒，捞起葱、姜，放入鲶鱼，煎至两面发白，烹上黄酒，加入葱、姜，放入清水750毫升，旺火烧20分钟，煮至汤白鱼熟，放精盐调味，转用小火，打入鸡蛋，蛋黄不散，煨卧7分钟，盛入汤碗中，撒上蒜末、胡椒粉即成。

使用方法：食服。

## 十一、姜疗产后中风

### 姜地汤

对症食疗：治产后中风，腹痛。

用量配方：生姜、生地各30克。

制作方法：以上两味炒焦为末，加酒服。

使用方法：每服6克，1日2次。

**姜枣汤**

对症食疗：治产后中风，手足拘挛，不能动。

用量配方：老生姜1500克，红枣250克，韭菜根适量，烧酒500毫升。

制作方法：将前三味切碎，入锅内炒至青烟起为度，再入烧酒，加盖儿，片刻取起，以去火气。

使用方法：睡时敷患处，一夜后去之。

**芥穗羌姜汤**

对症食疗：治产后中风，牙关紧闭，两眼流泪。

用量配方：干姜3克(煨)，芥穗15克，羌活6克。

使用方法：水煎服。

**花粉桂枝姜汤**

对症食疗：治鸡爪风，症见项强，口紧，双手紧攥难开。

用量配方：花粉9克，桂枝9克，生姜3片，白芍9克，炙甘草6克，葛根12克，鸡血藤24克，白芷子9克，钩藤12克，红枣4枚。

使用方法：水煎服。

**生姜胡椒末方**

对症食疗：祛风活络。主治产后牙关紧闭，角弓反张，心烦意乱，身热等。

用量配方：鲜生姜30克，白胡椒、生桃仁各7粒，连须大葱3根，血余炭3克。

制作方法：以上药共研细末，和匀，分作3份，布包。

使用方法：左右腋窝各挟1包，双手捧1包。解开布包，用鼻嗅药，微汗即可去药。

**韭菜生姜方**

对症食疗：治产后抽搐，手足痉挛，不省人事。

用量配方：韭菜头24克，生姜12克。

使用方法：捣绞取汁，以酒冲服。

## 第十节 对症食疗——儿科病灶

### 一、姜疗小儿感冒

**萝卜姜汤**

对症食疗：治小儿风寒感冒咳嗽，流清涕。

用量配方：大青萝卜1个，饴糖10克，生姜1块。

制作方法：将萝卜洗净，捣烂取汁，留汁备用。生姜洗净，捣烂取汁，留汁备用。取萝卜汁约3～5毫升，生姜汁3滴，加饴糖10克。置于瓦罐中，加盖儿炖20分钟左右。

使用方法：趁热喝，每晚睡前1次服完，连服3次，即可见效。

**柴胡葛根生姜汤**

对症食疗：治小儿无名低热。

用量配方：柴胡粉、葛根各10克，黄芩、枳壳、炙甘草各6克，生姜3片，大枣5枚。

制作方法：水煎。

使用方法：趁热喝，一日数次。

**麻黄姜汁**

对症食疗：治风寒感冒，疏风解表，发散风寒。

用量配方：麻黄、苏叶、葱白、白芷、姜汁各等量。

制作方法：将麻黄、苏叶、白芷研为粉，葱白捣如泥，再用姜汁调匀。

使用方法：将药膏敷于患儿脐孔，盖上纱布，用胶布固定。

**姜蛋外用方**

对症食疗：治风寒感冒。

用量配方：生姜、大葱白、芫荽各10克，鸡蛋2个。

制作方法：将前三味捣如泥，鸡蛋煮熟后去黄留白，再把蛋白捣烂，然后与药泥调匀蒸熟，用干净纱布包好。

使用方法：趁热拿药包熨擦全身，出微汗为度。

**葱姜豆豉外用方**

对症食疗：治婴儿感冒发热鼻塞。

用量配方：葱头7个，生姜1片，淡豆豉7粒。

制作方法：以上药共捣烂，蒸热，摊在敷料上。

使用方法：待温度适宜时，贴于婴儿囟门上，再用热水袋加温片刻。

**生姜外洗方**

对症食疗：治疗着凉的感冒。

用量配方：鲜生姜15～30克。

制作方法：捣碎煎汤，放至温热。

使用方法：洗澡，洗后擦干，保暖，有微汗为度，每日1次。

**生姜外用方**

对症食疗：治受寒感冒。

用量配方：生姜10克。

制作方法：煎汤。

使用方法：少半儿内服，多半儿汤液擦洗患儿。

**姜葱外用方**

对症食疗：治小儿感冒。

用量配方：生姜2片，葱头3个，干面粉一撮。

制作方法：将葱、姜一起捣烂，和干面，加鸡蛋清少许，调成面团，做成一饼，隔水炖热。

使用方法：敷贴在小儿囟门上。1～2日后，用温水洗去。

**红糖姜汤**

对症食疗：辛温解表。治小儿风寒感冒。

用量配方：鲜姜15～30克，红糖20克。

制作方法：姜洗净切片，捣烂，加红糖水煎。

使用方法：趁热顿服，一次服50～100毫升，到发汗为止。

**生姜米醋粥**

对症食疗：治小儿受寒感冒。

用量配方：糯米50克，生姜3克，葱白5根，米醋10毫升。

制作方法：将糯米淘净，与生姜放入水中，共煮沸开2次后，放入葱白。粥好时，加米醋，稍煮即可食用。

使用方法：趁热食用。

**葱姜外贴方**

对症食疗：疏风散寒。治小儿感冒鼻塞。

用量配方：生姜、葱白各15克。

制作方法：将生姜、葱白洗净，捣烂，蒸熟，制成饼状。

使用方法：贴囟门上。

**姜葱外用方**

对症食疗：疏散风寒。治风寒感冒。

用量配方：生姜、葱白各30克，食盐6克，白酒1盅。

制作方法：前三味同捣如泥，加酒调匀，用纱布包好。

使用方法：涂擦前胸、后背、手心、脚心及腋窝、肘窝，涂擦一遍后，让患儿静卧。

**生姜桑叶汤**

对症食疗：疏风散热。治小儿风热感冒。

用量配方：生姜3片，冬桑叶9克，西河柳15克。

制作方法：水煎。

使用方法：随时当茶饮。

## 二、姜疗小儿咳嗽

**蜂蜜姜汁饮**

对症食疗：治小儿咳嗽。

用量配方：生姜汁半杯，蜂蜜50克。

制作方法：将姜汁、蜂蜜入锅煮热。

使用方法：徐徐服下。

**生姜白苏外用方**

对症食疗：治小儿顽固性咳喘。

用量配方：白芥子、苏子、莱菔子各40克，生姜5片，食盐250克。

制作方法：以上药焙干，混合共研末，置锅中炒热至50℃左右，用薄纱布袋装好。

使用方法：扎紧袋口后，在背部两侧肺区及腋下来回熨烫。每天治疗2～3次，每次30～40分钟，1剂可使用2天。每次使用前，药末必须经过加热。

**萝卜生姜汤**

对症食疗：治小儿咳嗽初起，伴恶寒发热、鼻塞、头身疼痛等。

用量配方：白萝卜5片，生姜3片，大枣3个，蜂蜜30毫升。

制作方法：前三味水煎，去渣，加蜂蜜煮沸。

使用方法：徐徐饮完。连服数日。

**止咳姜糖饮**

对症食疗：治风寒咳嗽，咳嗽有痰声，痰色清白稀薄，鼻塞流涕，发热不高，怕冷，舌淡红，苔白润，脉浮。散寒止咳。

用量配方：生姜10克，饴糖适量。

制作方法：将生姜洗净、切丝，放入瓷杯内，用滚开水冲泡，加盖儿温浸10分钟，再加入饴糖。

使用方法：代茶频频饮服，不拘时间和次数，无须出汗。

**姜汁蜜**

对症食疗：祛风清热，宣肺化痰。

用量配方：梨汁、萝卜汁、茅根汁各50毫升，生姜汁25毫升，蜂蜜100毫升。

制作方法：将各汁混匀，与蜂蜜装入瓷罐内煮沸备用。

使用方法：每次服1汤匙，开水冲服。每日3次，连服数天。

**生姜汤**

对症食疗：散寒止咳。治风寒咳嗽。

用量配方：生姜120克。

制作方法：生姜洗净，切片，加水煎汤，待温度适中。

使用方法：给患儿洗浴。

**生姜萝卜汤**

对症食疗：治风寒咳嗽。散寒化痰止咳。

用量配方：苦杏仁6～10克，生姜3片，白萝卜100克。

制作方法：以上药切碎，加水400毫升，文火煎至100毫升，可加少量的白糖调味。

使用方法：每日1剂，分次服完。

**萝卜胡椒姜汤**

对症食疗：治风寒咳嗽。祛风散寒，止咳平喘。

用量配方：萝卜1个，白胡椒5粒，生姜10克，橘皮3克，冰糖30克。

制作方法：将萝卜洗净，切片，放入胡椒、生姜、橘皮一起煮汤，然后加入冰糖。

使用方法：吃萝卜喝汤，每日1剂，连服3～4天。

**杏仁前胡生姜汤**

对症食疗：治小儿咳嗽。

用量配方：杏仁10克，苏梗、前胡各15克，半夏10克，生姜3片。

制作方法：水煎。

使用方法：每日分3次服用。

**甘草姜汤**

对症食疗：治小儿咳嗽。

用量配方：干姜5克或鲜姜15克，甘草3克。

制作方法：水煎。

使用方法：每日饮用3～4次。

**橘红生姜饮**

对症食疗：治小儿咳嗽。

用量配方：橘红10克，白茯苓15克，生姜5片。

制作方法：用水煎煮，取汁。

使用方法：当茶饮，每日2～3次。

## 三、姜疗小儿支气管哮喘

**杏仁姜汤**

对症食疗：治小儿久患哮喘，体弱，气短喘促。4岁以下儿童减半。

用量配方：核桃仁25克，杏仁、生姜各10克，蜂蜜适量。

制作方法：生姜洗净，与核桃仁、杏仁分别捣碎，同入锅，加水500克，煮沸加蜂蜜，再煮沸，用小火焖10分钟。

使用方法：每日1剂，分2次服完。连服数月。

**干姜麻黄外敷方**

对症食疗：治小儿支气管哮喘。

用量配方：干姜、麻黄、细辛各15克，白芥子30克，面粉10克。麝香油适量。

制作方法：前四味烘干，研成细末，过筛与面粉调匀，每次取药6克，用麝香油调糊状，置于伤湿止痛膏上，贴双侧肺腧穴，每2日换药1次，连用3天。

**姜芋外用方**

对症食疗：化痰散寒。治小儿冷哮。

用量配方：生姜、芋头为1∶2，面粉适量。

制作方法：芋头去皮，切不可沾水，捣成泥。生姜捣烂取汁。芋泥、姜汁与生姜等量面粉共同搅拌，调成糊状。

使用方法：睡前将姜芋糊置于纱布上，也可做成袋，以胶布固定，贴在胸部睡觉，次日取下，连用7天，可断根。

**茯苓姜粥**

对症食疗：散寒平喘。治小儿冷哮。

用量配方：干姜3～5克，茯苓10克，甘草3克，粳米100克。

制作方法：将干姜、茯苓、甘草同煎，去渣取汁，加粳米煮成粥。

使用方法：每日1剂，分2次服用，连服数日，平喘为止。

**姜汁北瓜膏**

对症食疗：治小儿冷哮。

用量配方：北瓜、麦芽糖等量，生姜汁为北瓜汁的1/8。

制作方法：北瓜切碎，加麦芽糖，置于砂锅中，加水约1000克，煮至极烂，弃渣，将汁液煮为浓汁，再加入姜汁，稍煮一下。

使用方法：每日3次，每次1匙，开水冲服。

**川贝姜留蜜饮**

对症食疗：治婴幼儿患急、慢性支气管炎，咳嗽频发。

用量配方：川贝母粉15克，蜂蜜300克，姜汁1酒盅。

制作方法：以上三药入茶缸内搅匀，放在锅内，文火炖1小时，取出备用。

使用方法：每日3次，开水冲服。小儿每次服1食匙。

**麻黄杏仁生姜汤**

对症食疗：治小儿咳嗽久治不愈。肺部喘鸣音久不消失者。

用量配方：麻黄3克，杏仁6克，白芍6克，半夏3克，白芥子3克，白果3克，黄芩3克，金银花6克，鱼腥草6克，干姜1克，细辛1克，五味子1克，生姜3克，大枣3枚。

制作方法：水煎。

使用方法：日服3次，连服数日。

**平喘汤**

对症食疗：治小儿哮喘。

用量配方：五味子、苦杏仁各5克，广地龙10克，甘草3克，生姜2片。此为3～9岁小儿量。

制作方法：哮喘发作期，每天水煎2剂药。

使用方法：每日分4次服。每5～6小时服1次。每剂药头煎用水200～400毫升，武火煎沸后改文武火煎20～30分钟，取药液80～250毫升。药渣同煎用水150～350毫升，武火煎沸后改文武火煎15～25分钟，取药液60～200毫升。首剂头煎药液急服，以截喘势；二煎药液隔5～6小时或晚睡前服。第二剂头煎药液宜在次日晨5～6点服，二煎药液隔6小时服。服药24～48小时后，若哮喘显著减轻，改每天1剂分2次服；若服药24～48小时后喘势不减，改用他药。

### 胡桃生姜嚼食

对症食疗：治肺肾两虚，久咳痰喘者。润肺补肾，平喘止咳。

用量配方：胡桃肉 1～2 个，生姜 1～2 片。

使用方法：放入口中细细嚼食。每日早晚各 1 次。

## 四、姜疗小儿腮腺炎

### 生姜蚝豉汤

对症食疗：治小儿腮腺炎，两腮红肿伴热痛，咽喉红肿，口干舌燥。

用量配方：蚝豉 100 克，豆腐 3 块，生姜 2 块，咸橄榄 3 个。

制作方法：生姜洗净，切片，豆腐切小块，把姜片、豆腐块、蚝豉、咸橄榄一同入锅，加水适量，用文火炖至汤浓即可。

使用方法：取汁分 3～4 次服完。连服数天。

### 鲫鱼汤

对症食疗：治流行性腮腺炎。消肿散瘀定痛。

用量配方：活鲫鱼 1 条(约 200 克)，枸杞叶(连梗)500 克，陈皮 5 克，鲜姜 2 片。

制作方法：将鱼、菜洗净，用水共煮。

使用方法：喝汤，每日一剂，连服数日。

## 五、姜疗小儿百日咳

### 生姜柿饼

对症食疗：治小儿百日咳。

用量配方：生姜(去皮)3～6 克，柿饼 1 个。

制作方法：将柿饼削开，生姜切碎夹在柿饼内，用小火焙熟。

使用方法：去姜，吃柿饼或同吃均可。

**半夏麻黄姜汤**

对症食疗：治百日咳，属寒邪束肺者。

用量配方：半夏、麻黄、五味子、干姜、天竺黄、贝母、甘草各10克，细辛3克，百部、葶苈子15克。

制作方法：每日1剂，用水先煎麻黄，除去浮沫后，再加余药，共煎30分钟，取药液200毫升。

使用方法：1～3岁每日服70毫升；4～10岁服100毫升；11～16岁服150毫升，分早晚2次服。腹胀便溏者，去葶苈子，加白术10克，茯苓10克，砂仁10克，自汗者，加桂枝6克，白芍10克，寒热互作者，加柴胡10克。

**姜蛋外疗方**

对症食疗：治百日咳。宣肺散寒，降逆止咳。

用量配方：新鲜生姜1块，鸡蛋1个。

制作方法：将生姜切成片，再将鸡蛋去黄留清，然后将生姜蘸鸡蛋清，在胸骨部由上而下涂擦。

使用方法：每日2次，每次数分钟。

**生姜川贝膏**

对症食疗：治百日咳，咽干，痰出不畅者。润肺化痰止咳。

用量配方：鲜姜12克，川贝15克，蜂蜜120毫升。

制作方法：将鲜姜捣烂如泥，川贝研粉，和蜂蜜共倒入茶缸内搅匀，再将茶缸置急火上煮成膏，取出。

使用方法：每次1汤匙，开水冲服或用乳汁调服。每日3

次，治愈为止。

**生姜荸荠汤**

对症食疗：治百日咳。

用量配方：生梨、生藕、荸荠各100克，生姜50克，紫苏25克。

制作方法：先将梨、藕、荸荠、生姜切碎，捣烂绞汁，再将药渣和紫苏加适量水共煎8～10分钟，绞汁。然后，将二汁合并煎沸，滤净，装入保温瓶内待服。

使用方法：2～6岁每日1剂，分4～6次服，以半饱时服为宜。2岁以下酌减。

**姜蒜汤**

对症食疗：治百日咳痉咳期。

用量配方：生姜3片，大蒜(去皮)15克。

制作方法：先煎蒜、姜，煮熟后加入红糖，去姜片，吃蒜和汤。

使用方法：每日4次，连服15天。这是5岁患儿的量，年龄小者酌减。一般3～4天症状即见好转，绝大部分患儿可在15天内痊愈。

## 六、姜疗小儿腹泻

**生姜山楂粥**

对症食疗：治小儿秋季腹泻。

用量配方：大米250克，红糖15克，生姜20克，山楂20克，莱菔子15克。

制作方法：先将莱菔子、山楂、生姜加水煎40分钟。弃渣，留汁，放入大米，煮粥，临熟时加红糖调味。

使用方法：每日服3次，5日为1疗程。

**陈皮姜汁汤**

对症食疗：治小儿四季泄泻。

用量配方：制白术、陈皮、川厚朴、姜汁各10克，甘草15克。

制作方法：水煎。

使用方法：每日1剂，早晚服用。

**姜连子外用方**

对症食疗：治小儿腹泻。

用量配方：干姜、鸡爪莲、五味子各15克，紫油桂、吴茱萸各10克，瑞龙脑5克。

制作方法：以上药共研细末。

使用方法：取1～2克填脐窝，再取五味子1粒置脐窝正中，用伤湿止痛膏密封，并轻揉片刻。夏季2日、冬季3日换药1次，每日按揉脐部3～5次，换药2次为1疗程。

**七味丸**

对症食疗：治小儿肠胃虚弱，泄泻糟粕或便白沫，昼夜无度。

用量配方：附子1枚(重18克，炮，去皮、脐、尖)，硫黄(另研)，肉桂(去粗皮)，龙骨(另研)，诃子(煨，去核)，丁香、干姜(炮)各7.5克。

制作方法：以上药研为细末，煮面糊为丸，如黍米大。

使用方法：每服30丸，乳食前用温水饮送下。

**止泻丸**

对症食疗:治小儿泄泻,伤食泻。

用量配方:香附子、砂仁各30克,白姜、青皮、陈皮、三棱、蓬术、甘草各15克。

制作方法:以上研为细末,麦蘖碾末,打糊为丸,如绿豆大。

使用方法:每服20～30丸,淡姜汤下,饭前服。

**干姜诃子散**

对症食疗:治脏寒。肠鸣水泻,足冷气逆,大哭不已。

用量配方:诃子(煨)60克,丁香4.5克,木香(煨)12克,干姜30克,肉桂少许。

制作方法:以上药共研为细末。

使用方法:砂仁汤调服。

**健胃散**

对症食疗:治小儿泄泻,身热烦渴。

用量配方:厚朴(去粗皮,生姜制)30克,川黄连(去须)30克,白术、肉豆蔻(面裹煨)各30克,缩砂仁15克,干姜15克(炮),木香15克。

制作方法:以上药共研为细末。

使用方法:每服3克,用水150毫升,入生姜、粟米各少许,煎至75毫升,去滓温服,日服数次。

**健脾散**

对症食疗:治小儿脾胃虚寒,水泻不止,食乳不消,吃奶频吐。

用量配方:附子、干姜、甘草(炮,锉)各15克,白术30克。

制作方法：以上药研为末。

使用方法：空腹时用米汤送下，每次1.5克。

注意事项：服药期间，忌食鲜鱼、发物。

### 生姜外用方

对症食疗：治小儿泄泻。

用量配方：生姜300克。

制作方法：洗净捣烂，装布袋内。

使用方法：摊放在腹部，上置热水袋熨至2小时左右。

### 雄黄干姜外用方

对症食疗：治小儿泄泻。

用量配方：白胡椒12克，炮干姜6克，炒雄黄3克。

制作方法：研细末，调拌面粉做成圆条。

使用方法：外敷贴肛门或肚脐。

### 山楂姜汤

对症食疗：治受寒所致腹泻。

用量配方：生姜1块，山楂数枚，红糖适量。

制作方法：生姜切片后煎汤。

使用方法：热时服用，连服数日。

### 丁香吴萸子干姜外用方

对症食疗：治幼儿腹泻。

用量配方：吴萸子300克，公丁香76克，胡椒(黑白皆可)20克，干姜12克，小茴香12克，黄连80克。

制作方法：共研为细末，每次5克，用凡士林膏调匀。

使用方法：敷在患儿脐部，用胶布固定(敷前须要把肚脐部洗干净)。

**诃子乌梅干姜外用方**

对症食疗:治婴幼儿腹泻。

用量配方:诃子、乌梅、茴香、干姜、五倍子各等量。

制作方法:以上药研末。

使用方法:每次适量撒药于肚脐内,外贴暖脐膏,2 日换 1 次,最多 3 次即愈。

**葛根山药干姜外用方**

对症食疗:治小儿脾虚型腹泻。

用量配方:葛根、山药各 15 克;党参、茯苓、藿香、鸡内金、干姜、麦芽、神曲各 6 克;甘草、木香各 3 克;白术 9 克。

制作方法:煎汁 60~120 毫升。

使用方法:每日 1 剂,分 4 次温服,连服 5 剂为 1 疗程。秋季腹泻,加车前子(包煎)12 克,甘草改六一散(包煎)15 克;霉菌性肠炎,加黄精 12 克,白术改苍术 12 克;食积疳热加奶柴胡 6 克,干姜改胡黄连 3 克;阴伤口渴,加乌梅 6 克,党参改太子参 12 克;脾虚气陷,加黄芪 12 克,木香改升麻 6 克。

**胡椒肉桂干姜敷穴方**

对症食疗:治小儿腹泻。

用量配方:五倍子、白胡椒、肉桂、吴茱萸、白术、干姜各 6 克。

制作方法:共研细末,醋调如饼状,装入纱布袋内。

使用方法:外敷神阙穴(脐部),每晚敷 6~10 小时,3 日为 1 疗程。不愈者,再敷第 2 疗程。

**艾叶生姜饼**

对症食疗:治婴幼儿泄泻。

用量配方:艾叶 10 克,鲜荷叶 1 张(干者亦可),生姜、石菖蒲各 5 克,酒饼药 3 个,葱白 10 根,大米饭适量。

制作方法:将以上药研成粉末或切碎,加水适量煮沸 2~3 分钟,待水吸干,加入大米饭搅匀,做成大饼。

使用方法:趁热适度,以肚脐为中心敷于腹部,用纱布或白布缚紧,仰卧 2 小时左右即可。

**干姜萸敷穴方**

对症食疗:治小儿腹泻。

用量配方:干姜、吴茱萸各 10 克,苍术、小茴香各 5 克。

制作方法:以上药共研细末备用。

使用方法:每次用 1~2 克,以适量清水调匀后敷于患儿肚脐中,再用伤湿止痛膏封贴,每天换药 1 次。

**姜连汤**

对症食疗:治小儿因惊吓引起的泄泻。

用量配方:炮姜 3 克,黄连 3 克,牡蛎 6 克,白芍 6 克,甘草 3 克。

制作方法:水煎。

使用方法:趁热服。

**姜桂香外用方**

对症食疗:治婴幼儿腹泻、大便稀溏如水样。

用量配方:炮姜、肉桂、丁香各等份。

制作方法:共研细末。

使用方法：用时取适量药粉置于脐眼，用纱布及橡皮膏固定，每日换药1次。

**生姜羊肉汤**

对症食疗：治小儿寒湿腹泻。

用量配方：当归5克，生姜10克，羊肉30克。

制作方法：三味均放入砂锅内，加水500毫升煎煮，以羊肉熟烂为度。

使用方法：吃肉喝汤，每日1剂。

**山楂姜汤**

对症食疗：治小儿腹泻，温中散寒。

用量配方：焦山楂、炮姜炭各0.3克。

制作方法：以上药共研细末。

使用方法：冲水服。3个月以下婴儿每次服1/2剂；3个月至3岁每次服1剂；3岁以上每次服2剂，每日3次，疗程5～7天。

**艾叶砂仁外用方**

对症食疗：治小儿腹泻，温中散寒。

用量配方：炮姜3克，吴茱萸、炒艾叶、砂仁、肉蔻霜各5克。

制作方法：以上药共研末。

使用方法：用醋调敷脐部，每日1次。

**肉蔻干姜外用方**

对症食疗：治寒湿型腹泻。

用量配方：干姜、诃子、车前子各10克，肉蔻20克，木香6

克。

制作方法：将以上药加少量水煎熬后，用布包药渣。

使用方法：湿热暖敷肚脐处，外用热水袋暖之。

**白芷干姜膏**

对症食疗：治小儿寒湿腹泻。

用量配方：白芷、干姜各等份。

制作方法：以上药研末，蜂蜜适量，调和为膏。

使用方法：贴脐上。

**薏米粥**

对症食疗：治小儿泄泻如水。

用量配方：炒薏米仁 500 克，炒芡实、炒粳米各 250 克，干姜 10 克。

制作方法：以上药混合后，研末备用。

使用方法：每天服 3 次，每次取 30～60 克，加水调糊状煮熟，加少许糖或盐服用。

## 七、姜疗小儿疳积

**丁香姜汁奶**

对症食疗：治疳积瘦弱，食入即吐。

用量配方：丁香 2 粒，姜汁 1 茶匙，牛奶 250 毫升，白糖适量。

制作方法：将前三味放于锅内煮，然后去掉丁香，加入白糖调味。

使用方法：早晚加热后服用。

**姜汁方**

对症食疗：治食积疾。

用量配方：生姜 15 克。

制作方法：将生姜捣烂取汁。

使用方法：取姜汁服下。

**消积丸**

对症食疗：治温中消积。

用量配方：荆三棱(炮)90 克，丁香皮(不见火)90 克，丁香(不见花)、青皮(去白)各 30 克，干姜(炮)，巴豆(去皮、膜、油，研)各 7.5 克。

制作方法：以上药研为细末，入巴豆拌匀，面、醋和为丸，如粟米大。

使用方法：每服 50～60 丸。2 岁儿可服 7～10 丸，生姜汤吞下，熟水亦得，不拘时候。

**三棱姜丸**

对症食疗：治小儿疳积。

用量配方：三棱 90 克，莪术 90 克，青皮 45 克，山楂肉、干姜各 23 克。

制作方法：以上药研末，用曲为丸，如麻子大，日晒干。

使用方法：食后姜汤下，量患儿大小加减。

## 八、姜疗小儿呕吐

**姜汤**

对症食疗：治小儿呕吐不止。

用量配方：老生姜 1 节，丁香 1 粒。

制作方法：把姜挖一孔，放入丁香，加适量水，小火煎。

使用方法：趁热喝汤，一日服数次。

**黄连姜汤**

对症食疗：治小儿呕吐。

用量配方：生姜1.5克，吴茱萸0.9克，黄连2.1克。

制作方法：水煎。

使用方法：每日服3次。

**香艾姜汤**

对症食疗：治小儿呕吐，婴儿吐乳。

用量配方：生姜3片，丁香5粒，陈艾3克。

制作方法：加适量水煎。

使用方法：每日1剂，早晚分服。

**黄连竹茹姜汁汤**

对症食疗：治胃热致吐，食入即吐，面赤唇红，发热烦躁等。

用量配方：姜汁炒黄连6克，姜汁炒厚朴3克，藿香3克，竹茹6克，半夏3克。

制作方法：水煎。

使用方法：饮服。先稍微饮些，不吐再服尽。

**橘皮葛根生姜汤**

对症食疗：治受凉，肝胃不和，时作呕吐，吐出清水样稀涎，面色青，烦躁不安，低热，不思乳食，甚者可伴有手足轻微抽搐。

用量配方：半夏9克，竹茹9克，枳实9克，橘皮10克，葛根 10 克，钩藤 9 克，石菖蒲 7 克，生姜 11 克。

制作方法：水煎。

使用方法：少量频服。

### 生姜甘草方

对症食疗：治小儿呕吐。

用量配方：生姜 1 整块，甘草适量。

制作方法：将生姜切去 1 块，把中间挖空，放入甘草面，再用原切片盖好，用湿纸包严，放火炉下烤干。

使用方法：去姜，服甘草面。

## 九、姜疗小儿遗尿症

### 猪腰生姜方

对症食疗：治遗尿症。

用量配方：猪腰子 1 只，生姜 3 片，盐适量。

制作方法：猪腰子洗净后从侧面剖开 2/3，夹生姜 3 片，抹上少许食盐，用薄白纸包 2 层，再用黄泥裹上，放入柴中煨。待泥干香味散出，即可取出食用。

使用方法：每日 1 只，连服 2 只为 1 疗程。

### 姜补骨外敷方

对症食疗：治小儿遗尿症。

用量配方：生姜 30 克，炮附子 6 克，补骨脂 12 克。

制作方法：炮附子、补骨脂共研细末，生姜捣泥与药粉调和。

使用方法：填脐孔，用纱布固定，5 天换药 1 次。

附子姜膏

对症食疗：治小儿遗尿症。

用量配方：生姜3克，乌龟肉15克，盐适量。

制作方法：水煎。

使用方法：喝汤吃肉，每日1次。

姜 酒

对症食疗：治小儿遗尿症。

用量配方：老姜1块，白酒60毫升。

制作方法：把老姜泡入酒中即成。

使用方法：睡前以指蘸酒依次揉“神门”、“三明交”、“关元”等穴，每揉3分钟或睡前用姜酒擦肚以下正中线皮肤，以稍红为度，连用5～7日。

干姜膏

对症食疗：治小儿下元虚寒之遗尿。温补下元。

用量配方：干姜、附子、赤石脂等份。

制作方法：以上药烘干，共研为细末，过筛，用醋或水调成膏。

使用方法：敷肚脐，胶布固定。

黄芪党参姜汤

对症食疗：治小儿遗尿，自汗，面色白，神疲乏力，语言低怯。

用量配方：炙甘草15克，炮姜8克，炙黄芪10克，党参10克。

制作方法：水煎。

使用方法：趁热服。

**龙骨牡蛎干姜汤**

对症食疗：治梦中遗尿。

用量配方：桂枝10克，煅龙骨30克，煅牡蛎30克，白芍12克，甘草6克，干姜5克，大枣2枚，益智仁30克，乌药10克，桑螵蛸15克，覆盆子15克。

制作方法：水煎。

使用方法：饮服。

**生姜外用方**

对症食疗：治小儿遗尿。

用量配方：生姜1片。

制作方法：采用隔姜灸列缺，以皮肤感到灼热但能忍受为度。

使用方法：每天1次。每次各灸双侧列缺穴30分钟，5次为1疗程。

## 十、姜疗小儿惊风

**蘸蒲姜汤**

对症食疗：治婴幼儿惊厥。

用量配方：石菖蒲、姜各适量。

制作方法：石菖蒲、姜分别捣烂，取汁。

使用方法：两汁调匀，服下即愈。

**姜桂香连散**

对症食疗：治慢惊风。

用量配方：干姜、肉桂、丁香、黄连各3克。

制作方法：将以上药共研为细末。

使用方法：每次服 1.8 克，用开水冲服。

**人参天麻汤**

对症食疗：治小儿慢惊，神奇目慢，多睡有痰。

用量配方：人参、白术、木香、白茯苓、白附子、天麻、全蝎、僵吞各等份。

制作方法：以上药捣碎，加水 50 毫升，生姜 3 片，煎至 25 毫升。

使用方法：每服 6 克。

**大黄干姜丸**

对症食疗：治小儿急惊风。

用量配方：巴豆霜、大黄、干姜各适量。

制作方法：以上药各等份，研为末，蜜水糊丸，如绿豆大。

使用方法：每次约 3 丸，薄荷汤化服。

**调气散**

对症食疗：治小儿慢惊之后，以此调之。

用量配方：木香、香附子、人参、陈皮、藿香、甘草各等份。

制作方法：锉散。姜 3 片，枣 1 枚，水 70 毫升，煎煮。

使用方法：每服 6 克。

**胆星朱砂汤**

对症食疗：治小儿惊厥，目直气喘，昏闷不醒，筋急搐搦。

用量配方：陈胆星 2.7 克，朱砂 0.3 克，生姜汁 5 毫升，竹沥 15 毫升，麦冬 3 克，橘红 2.4 克，薄荷尖 0.3 克。

制作方法：前两味研细，以竹沥、生姜汁和匀，再用麦冬、橘红、薄荷尖煎汤。

使用方法：温服。

## 十一、姜疗小儿鹅口疮

### 姜汁蜂蜜方

对症食疗：治小儿鹅口疮。

用量配方：生姜汁 10 毫升，蜂蜜 30 毫升。

制作方法：将以上药混合调匀。

使用方法：涂患处，每日 2～3 次。

### 干姜黄连汤

对症食疗：治小儿鹅口疮。

用量配方：干姜 1.5 克，黄连 4.5 克。

制作方法：水煎。

使用方法：每日 1 剂，早晚分服。

## 十二、姜疗小儿肠道寄生虫症

### 糖汁

对症食疗：治蛔虫性肠梗阻。

用量配方：鲜生姜 100 克，蜜糖 60 毫升。

制作方法：姜捣烂，取汁加蜜糖。

使用方法：1～4 岁 30～40 毫升；5～6 岁 50 毫升；7～12、13 岁 50～60 毫升。每日分 2～3 次口服。

注意事项：服后，患儿一般即不感腹痛，呕吐停止，包块儿通常于服后 1～3 天消失。包块儿消失后，即可服驱蛔虫药。

**姜汁饮**

对症食疗：治蛔虫钻入胆道，引起剧烈疼痛。

用量配方：生姜1块。

制作方法：洗净，捣汁5～10毫升。

使用方法：加温水冲服，每隔2～4小时再重复用。

**蜂蜜姜汁**

对症食疗：治胆道蛔虫症。

用量配方：生姜150～200克，生蜂蜜60～120毫升。

制作方法：生姜去皮，洗净，捣烂取汁，加蜂蜜内，搅拌均匀。

使用方法：1次顿服，小儿可酌减。如1剂不愈，可再服，每日可服2～3次。

**川椒生姜外用方**

对症食疗：治蛔虫性腹痛、胆道蛔虫病。

用量配方：生姜10克，鲜葱白5克，川椒30克，鲜苦楝树根皮20克，面粉20克。

制作方法：先研细川椒，再将苦楝树根皮、葱白、生姜共捣烂如泥状，加入面粉拌匀，倒入清水适量，调成糊状。置锅内加热，做成圆饼。

使用方法：敷腹痛处，用布巾缠紧，直至痛止。

## 第十一节 对症食疗——外科病症

### 一、姜疗疖痈疮

**姜油方**

对症食疗:治疖。

用量配方:生姜汁、花生油各10毫升。

使用方法:涂患处,每日1次。

**姜芋饼**

对症食疗:消肿解毒,治疖肿。

用量配方:生姜、芋艿、面粉各适量。

制作方法:生姜捣烂绞出汁;芋艿去皮,捣烂如泥。两味拌匀,加适量面粉,制成软膏。

使用方法:取药膏摊于干净纱布上,贴患处,每天换一次药。

注意事项:冬天要烤热后贴。

**仙人掌姜泥**

对症食疗:清热解毒,散结止痛,治疖。

用量配方:仙人掌10克,生姜10克。

制作方法:将仙人掌去皮、刺,与生姜一起捣成稀泥状。

使用方法:将药泥均匀摊于塑料薄膜或凡士林布块上,敷患处,用纱布包扎,胶布固定,每天换1次药。

**柴胡独活姜汤**

对症食疗:治全身多发性疖肿。

用量配方：柴胡、荆芥、防风、桔梗、川芎、陈皮、茯苓、生姜各9克，独活、甘草各3克。

制作方法：加水煎沸15分钟，滤出药液，再加水煎20分钟，去渣，两煎药液兑匀。

使用方法：分服，每日1剂。

**姜醋方**

对症食疗：治痈。

用量配方：干姜、醋各适量。

制作方法：将干姜炒焦研末，以醋调匀。

使用方法：敷疗痈周围，留头自愈。

**苦菜姜汁**

对症食疗：清热解毒，消痈排脓，辅治痈疮，恶疮不愈。

用量配方：苦菜、生姜各适量，黄酒10毫升。

制作方法：苦菜、生姜分别洗净、切碎、捣烂，以洁净纱布绞取汁液，两液等量合并即可。

使用方法：每次取30毫升，兑黄酒。冲水饮，每日3次。

**生姜向日葵花汤**

对症食疗：治大头瘟，头肿如斗，眼不能视物。

用量配方：生姜2片，向日葵花1块，蜜蜂7克。

制作方法：三味一同入锅，加水煎汤。

使用方法：每日1服，连服1～2日。

**姜片方**

对症食疗：治黄水疮。

用量配方：干姜10克，冰片10克。

使用方法:研末外敷,每日1次。

**姜栀方**

对症食疗:治黄水疮。

用量配方:干姜10克,栀子30克,冰片5克。

制作方法:共研细末。

使用方法:醋调涂患处。每日1次。

**姜黛方**

对症食疗:治天疱疮。

用量配方:干姜10克,青黛20克,细辛3克,冰片15克。

制作方法:共研为细末。

使用方法:每次用少许,加香油后调涂患处,每日1次。

**姜椒方**

对症食疗:治臁疮。

用量配方:干姜10克,花椒30克。

使用方法:混合后,捣烂涂患处。

**姜汁方**

对症食疗:治臁疮。

用量配方:姜汁15毫升,豆腐汁50毫升。

使用方法:混合后涂患处。

## 二、姜疗冻疮

**橘皮生姜方**

对症食疗:治冻疮未溃烂者。

用量配方:生姜30克。

使用方法:加水2000毫升,煮半小时,取汁待温,浸泡外,将药渣热敷患处。

使用方法：每晚1次，每次半小时。

**煨姜疗方**

对症食疗：治冻疮未溃烂者。

用量配方：生姜1块。

使用方法：在热灰中煨热，切开，搽患处。

**姜柏方**

对症食疗：治冻疮未溃烂者。

用量配方：生姜汁半杯，黄柏21克，白蔹9克。

使用方法：水煎，洗患处。

**干姜桂枝饮**

对症食疗：治冻疮肿痛溃烂者。

用量配方：桂枝9克，赤芍9克，当归12克，炙甘草5克，干姜9克，大枣10枚。

使用方法：水煎服。

**生姜桂枝饮**

用量配方：桂枝、当归、赤芍、生姜、大枣各10克，木通、炙甘草6克，细辛3克。

使用方法：水煎，日服1剂，分早晚2次服。

**生姜羊肉羹**

对症食疗：预防冻疮。

用量配方：羊肉500克，花椒3克，生姜15克，当归30克。

使用方法：煮食。

**当归四逆汤**

对症食疗：温经散寒，活血通络。治寒邪阻络型冻疮。

用量配方：桂枝6克，白芍9克，大枣5克，当归12克，炙甘草3克，黄芪30克，红花9克，毛冬青30克，炮姜9克，细辛3克。

使用方法：水煎服。

**冻疮外洗方**

对症食疗：治冻疮。

用量配方：透骨消30克，毛冬青45克，细辛9克，炮姜9克，桂枝20克，大黄20克，川椒9克，芒硝45克。

使用方法：加水煎，先将患部置热水上熏蒸，待水温后，用药液频洗患处。

**干姜威灵仙方**

对症食疗：散寒祛湿通络。治小儿冻疮。

用量配方：干姜、威灵仙、苍术、陈皮各30克。

使用方法：水煎后洗患处，连用2～3剂。

## 三、姜疗疝气

**姜汁方**

对症食疗：治疝气疼痛。

用量配方：鲜生姜适量。

制作方法：捣汁取一茶杯，去渣将汁贮瓶中。

使用方法：待周身出汗，将姜汁倒入碗中，把阴囊浸入姜汁中，阴囊部微觉针刺样感，即逐渐收缩。

**姜枸方**

对症食疗：治疝气疼痛。

用量配方：生姜、鲜枸根各 30～120 克。

制作方法：将上两味捣烂如泥。

使用方法：以绢包于阴囊上。

**姜酒方**

对症食疗：治疝气疼痛。

用量配方：姜汁 1 碗，黄酒适量。

使用方法：取药棉适量、烘暖、温敷阴囊，两腿夹住坐盘，下身用棉被围好，随即饮热黄酒适量，以助出汗，坐约 1～2 小时，隔几天再敷，连用 3～4 次。

**艾灸方**

对症食疗：治疝气。

用量配方：生姜、艾绒各适量。

制作方法：将生姜切成 2 毫米厚片，放置于患侧腹股沟上方，将艾绒做至枣大，灸 5 壮，燃至有湿热感时压穴，每日 1～2 次。

## 四、姜疗阑尾炎

**姜芋方**

对症食疗：治慢性阑尾炎腹痛。

用量配方：生姜、芋头等量。

制作方法：芋头削皮切碎，捣烂如泥；生姜拍烂，绞汁，同搅拌，再加入适量的面粉，搅如糊状。

使用方法：依患部大小摊于布上，贴患处，每日更换 2 次。

## 五、姜疗痔疮

**姜蚌方**

对症食疗：治痔疮。

用量配方：生姜10克，河蚌肉60克。

使用方法：煮熟后食用，每日1次。

**逐瘀汤**

对症食疗：治痔疮。症见痔漏，热症，有瘀血作痛。

用量配方：川芎、白芷、赤芍药、干地黄、枳壳、阿胶、茯苓、五灵脂、蓬术、茯神、木通、甘草生各10克；桃仁20克，去皮尖，炒；大黄20克，生姜15克。

制作方法：以上为2服，每服用水2盅，蜜3匙同煎。

使用方法：食前服，以利为度。

**干葛汤**

对症食疗：治酒痔。

用量配方：干葛、枳壳炒、半夏姜制、生地黄、茯苓、杏仁各10克；黄芩、炙甘草各12克；生姜25克。

制作方法：以上为一服，水2盅，黑豆100粒，生姜5片，白梅1个，同煎至1盅。

使用方法：食前服。

**橘皮汤**

对症食疗：治气痔。

用量配方：生姜20克，橘皮、枳壳炒、槐花炒、川芎各15克，桃仁15克（去皮），炒；木香、槟榔、紫苏茎叶、香附、炙甘草各10克。

制作方法：以上为一服，水2盅，生姜3片，红枣2枚，煎1盅。

使用方法：食前服。

**枳壳散**

对症食疗：治痔疮。

用量配方：枳壳、贯众各30克；荆芥、大柏皮各20克；黄连、蛇床子、地骨皮、无名异、干姜炮各50克；苍耳根、冬青叶、薤头、柏枝各一把；黑豆50克。

使用方法：每天用1大盆，用水3大碗，煎至2大碗，先熏后洗，每日3～5次。

## 六、姜疗脱肛

**鳖方**

对症食疗：治脱肛。

用量配方：生姜10克，鳖1只，盐适量。

使用方法：煮熟后，分3～4次吃完。

## 七、姜疗蛇虫咬伤

**姜菊方**

对症食疗：治虫咬伤。

用量配方：生姜10克，菊花叶10克。

制作方法：捣烂为泥。

使用方法：取药泥外敷，每日1次。

**姜糖方**

对症食疗：治斑蝥咬伤。

用量配方：生姜、红糖各适量。

制作方法：用水煎汤。

使用方法：以汤擦洗患部。

**姜汁方**

对症食疗：治蜘蛛咬伤。

用量配方：生姜适量。

制作方法：生姜捣汁，加清油调和。

使用方法：搽患处。

## 八、姜疗跌打损伤

**姜黄方**

对症食疗：治外伤肿痛，青紫者。

用量配方：生姜汁 15 克，鲜葱白 5 根，生大黄末 3 克，面粉适量。

制作方法：共捣如泥，加白酒少许，敷患处，每日 1 次。

**姜菜方**

对症食疗：治跌打肿痛。

用量配方：生姜、葱头各 60 克，沙姜 30 克，韭菜 120 克。

制作方法：洗净，共捣烂如泥。

使用方法：入米酒和匀，放入锅内炒热，趁温热敷于患处，每日换药 1～2 次，连敷 5～7 日。

**姜葱膏**

对症食疗：治跌打损伤。

用量配方：生姜 20 克，大葱 20 克。

使用方法：捣膏敷患处，每日 1 次。

### 姜瓜方

对症食疗：治跌打损伤。

用量配方：生姜 30 克，丝瓜叶 30 克。

使用方法：共捣烂，涂患处，每日 1 次。

## 九、姜疗外伤出血

### 大黄干姜蔗膏

对症食疗：治外伤血肿。

用量配方：大黄 30 克，干姜 30 克，蔗虫 15 克。

制作方法：上药共研细末，用时以凉水调成膏状。

使用方法：取适量调敷患处，每日数次。

# 第十二节　对症食疗——五官科病症

## 一、姜疗结膜炎

### 干姜粉外敷方

对症食疗：治结膜炎。

用量配方：干姜细粉 6 克。

制作方法：将干姜细粉用凉开水调糊。

使用方法：敷涌泉穴，每日 1 次。

## 二、姜疗角膜炎

**四味大发汤**

对症食疗:治急、慢性角膜炎,角膜溃疡。

用量配方:麻黄、蔓荆子、藁本、细辛、连皮老姜各适量。

制作方法:加水煎汤。

使用方法:每日1剂,早晚分服。

**北辛生姜汤**

对症食疗:治风寒郁滞而渐生的星点云翳症。

用量配方:北辛9克,麻黄6克,草决明9克,白芷9克,白蔻壳9克,羌活9克,防风9克,荆芥9克,枳壳9克,川芎9克,当归9克,生姜9克,苍术9克,蝉蜕6克。

制作方法:加水煎汤。

使用方法:饮服。

**消毒拨翳汤**

对症食疗:养肝明目,清热除翳。

用量配方:生地黄4.5克,当归3克,柴胡2.4克,牛蒡子、白蒺藜(去土炒)、天花粉(酒蒸)、白葛粉、薄荷、防风、川芎、密蒙花、谷精草、草决明、甘菊花各2.1克,栀子、羌活、木贼草各1.5克,川莲(酒炒)0.9克,生姜1片。

制作方法:加水煎汤。

使用方法:空腹饮服。

注意事项:切忌寒凉。

## 三、姜疗沙眼

### 生姜冰片炉甘石散

对症食疗：消炎杀菌。主治沙眼。

用量配方：生姜粉 3 克，冰片 0.3 克，炉甘石 15 克。

制作方法：将生姜捣烂，滤渣，澄粉，取 0.3 克同另两味共研极细末。

使用方法：取少许药末点眼，每日 1～2 次。

## 四、姜疗夜盲症

### 猪肝萝卜汤

对症食疗：治夜盲及小儿疳眼瘴。

用量配方：猪肝、胡萝卜、鲜姜片、盐各适量。

制作方法：加水共煮，至肝熟。

使用方法：食饮数次。

### 山楂姜疗方

对症食疗：治夜盲症。

用量配方：山楂 30 克，生姜 3 片，豆浆 250 毫升。

制作方法：加水 100 毫升煎汤。

使用方法：饮服，每日 1 次。

## 五、姜疗中耳炎

### 姜柏方

对症食疗：治中耳炎。

用量配方：干姜 3 克，黄柏 10 克，枯矾 15 克。

制作方法：共研末。

使用方法：每用少许，吹入耳内。每日1～2次。

## 六、姜疗耳鸣、耳聋

### 肉羊肾粥

对症食疗：补肾填精。适用于肾精衰败，耳鸣耳聋，腰脊疼痛，性功能减退。

用量配方：羊肾2对，羊肉、粳米各250克，枸杞叶500克，姜、葱、盐适量。

制作方法：将羊肾洗净，去臊腺脂膜，切成细丁。葱白洗净，切成细节；羊肉洗净，枸杞叶洗净，用纱布装好扎紧；粳米淘净。再将它们一同放入锅内，加水适量熬粥，待肉熟米烂成粥时，放入调味品即成。

使用方法：吃羊肉、羊肾，喝粥。

### 磁石粥

对症食疗：养肾脏，强骨气。适用于老年肾虚，耳鸣耳聋，心悸失眠等症。

用量配方：磁石30～60克，粳米100克或加猪腰子1只，去肉膜臊脂，洗净切细，生姜、大葱少许。

制作方法：将磁石捣碎，于砂锅内煎煮1小时，滤汁去渣，再入粳米或加入猪腰，生姜、大葱少许，同煮为粥。

使用方法：可供晚餐，温热服食。

### 杜仲乌鸡粥

对症食疗：补肝肾，壮筋骨。治肝肾气不足所致耳聋、遗精。

用量配方：杜仲20克，乌鸡1只，粳米100克，葱、姜、盐适量。

制作方法：先将杜仲煎煮，取汁去渣，再放收拾干净的乌鸡、粳米一同煮粥，粥熟后加入葱、姜、盐，待沸即可。

使用方法：空腹服食，每日2次。

**益母草汁粥**

对症食疗：滋阴养血，凉血止血，消瘀调经。治吐血、鼻衄、咳血、便血及妇女月经不调，功能性子宫出血，产后血晕，恶露不净。

用量配方：鲜益母草汁、蜂蜜各10克，鲜生地汁、鲜藕汁各40克，生姜汁2克，粳米100克。

制作方法：先以粳米煮粥，待米熟时，加入上述药汁及蜂蜜，煮成稀粥即成。

使用方法：每日2次，温热服。病愈即停，不宜久服。

注意事项：大便溏薄者，脾虚腹泻者忌用。吃粥期间，忌葱白、薤白及韭白。

## 七、姜疗鼻炎

**干姜甘草汤**

对症食疗：治过敏性鼻炎。

用量配方：炮干姜10克，炙甘草20克。

制作方法：加水煎汤。

使用方法：饮服，每日1剂，早晚分服。

**荞麦面姜饼**

对症食疗：散寒通络。主治慢性单纯性鼻炎。

用量配方：生姜末20克，荞麦面60克。

制作方法：用开水调以上两味成药饼。

使用方法：下垫纱布1层，敷囟会穴，外加热敷，一般30～60分钟，每日3次。

## 八、姜疗扁桃体炎

### 银连大柴胡姜汤

对症食疗：解表攻里，主治急性扁桃体炎。

用量配方：生姜、柴胡各15克，黄芩、银花、芍药、连翘、半夏、枳实各9克，大黄6克，大枣5枚。

使用方法：以上药共煎水服。

### 外治方

对症食疗：清热利咽止痛，主治急性扁桃体炎。

用量配方：生姜粉、硼砂各0.6克，巴豆霜、蟾酥、麝香、冰片各3克；山豆根1.5克。

制作方法：共研为极细末。

使用方法：取少许，棉花包裹，塞鼻中。

## 九、姜疗咽喉炎

### 卜姜茶

对症食疗：疏风散结。主治慢性咽喉炎。

用量配方：生姜汁50毫升，白糖50克，萝卜汁400毫升。

制作方法：三味和匀，加水煎汤。

使用方法：当茶随饮。

### 鲜姜萝卜汁

对症食疗：治急性喉炎。

用量配方：白萝卜 100 克，生姜 50 克。

制作方法：将以上两味分别洗净，切碎，以洁净纱布绞汁，将两液混匀。

使用方法：不计用量，频频含服。

注意事项：本汁清热解毒，利尿消炎，化痰止咳。可辅治急性喉炎、失音等。

**加减古方五汁茶**

对症食疗：治咽畔，目赤，烦泻。

用量配方：蜜柑 10 克，鲜藕 12 克，荸荠 15 克，青果 10 克，生姜 1 克。

制作方法：蜜柑去皮、核，藕去皮、节，荸荠去皮，青果去核，生姜去皮。共捣如泥，用布包后榨挤汁。

使用方法：代茶频饮。

## 十、姜疗牙痛

**牙盐散**

对症食疗：治各种牙痛。

用量配方：苍耳子仁(焙黄、研末)60 克，生竹叶(去梗)500 克，生姜 120 克，食用白盐 180 克。

制作方法：用小铁锅一口(洗净)，将竹叶投入，盛清水，以浸淹竹叶为度，用木炭火煮熬成浓汁后，再将生姜捣汁入锅内，煮沸，过滤去渣。药汁仍回锅内，煮沸，将白盐徐徐投入，拌匀，熬干，熄火取药层，与苍耳子仁共研末，和匀，入瓶密封备用。

使用方法：凡牙痛，无论何型，立即取牙盐散少许搽患牙处，日搽3次，每次数遍，数次必有效。

**芥子生姜外敷方**

对症食疗：治虫蛀牙痛。

用量配方：芥子泥，生姜两片。

使用方法：用芥子泥敷于颊部及耳后，再用生姜两片，贴于太阳穴上。取上好老酒，含于口中。若有蛀虫孔，则先用棉花团镊成小团，然后浸于石灰酸水内，填入孔中。

**干姜雄黄方**

对症食疗：治龋齿牙痛。

用量配方：干姜、雄黄等份。

制作方法：研末。

使用方法：将药末塞龋洞内。

**洋参栀姜疗方**

对症食疗：治一般牙痛。

用量配方：毛姜9克，西洋参4.5克，焦山栀6～7克。

使用方法：清水煎服。

**丝瓜姜汤**

对症食疗：清热消肿止痛。主治牙痛龈肿。

用量配方：鲜姜100克，丝瓜500克。

制作方法：将鲜丝瓜洗净，切段，鲜姜洗净，切片。两味加水，共煎煮3小时成汤。

使用方法：日饮汤2次。

**姜黄泥**

对症食疗：清热止痛。主治牙痛、龈肿溃疡。

用量配方：生姜、黄连各6克。

制作方法：将黄连研细，与生姜共捣如泥。

使用方法：将药泥贴患处，每天2次，3～5天可愈。

**牙痛塞鼻散**

对症食疗：调和寒热，止痛。主治牙痛。

用量配方：干姜、雄黄各7.5克，白芍、高良姜、铜绿各9克，冰片0.3克，细辛4.5克。

制作方法：以上药共研为细末，过筛。

使用方法：取药粉如大豆1粒，包于棉花内塞鼻孔。

**竹叶生姜膏**

对症食疗：治牙痛。

用量配方：生竹叶(支梗净)500克，生姜120克，净白盐180克。

制作方法：先将竹叶熬成浓汁，再将生姜捣汁，同熬沥净，加入盐，同熬干成膏，贮于有盖瓷瓶。

使用方法：取膏擦牙。

**花姜茶**

对症食疗：治牙龈肿痛。

用量配方：生姜10克，茶叶6克，金银花10克。

制作方法：加水煎成汤。

使用方法：用汤漱口，每日2～3次。

**枸杞姜栀散**

对症食疗：治齿龈出血。

用量配方：枸杞子30克，干姜3克，栀子30克。

制作方法：共研末备用。

使用方法：每服2～3克，每日2～3次。

**姜柏灶心土散**

对症食疗：治齿龈出血。

用量配方：干姜5克，黄柏20克，灶心黄土30克。

制作方法：共研末。

使用方法：每服2～3克，每日2次。

**姜连牛膝汤**

对症食疗：治齿龈出血。

用量配方：生姜3克，黄连10克，怀牛膝15克。

制作方法：加水煎汤。

使用方法：饮服。每日2次。

## 十一、姜疗口腔溃疡

**绿豆生姜大枣汤**

对症食疗：治口疮。

用量配方：羊肉120克，绿豆30克，生姜5克，大枣10枚。

制作方法：加水适量炖烂。

使用方法：取服。每日1剂。

**黄连干姜汤**

对症食疗：养阴清热，温下元，清上火，治顽固性口腔溃疡，症见口腔糜烂，时愈时复，上火下寒，久治不愈者。

用量配方：黄连9克，半夏9克，瓜蒌15克，枳壳9克，川厚朴10克，干姜6克，肉桂6克，天花粉15克，石斛15克，连翘15克，丹皮15克，炒槟榔12克，甘草9克。

制作方法：加水煎汤。

使用方法：饮服。

**炮姜甘草汤**

对症食疗：温中健脾、运化津精，治复发性口腔溃疡。

用量配方：炮姜 10 克，甘草 10 克，党参 15 克，白术 12 克。

制作方法：加水煎汤。

使用方法：饮服。

**四黄姜汤**

对症食疗：调和阴阳，使阴平阳秘，治口腔溃疡。

用量配方：干姜 7 克，毛姜 10 克，黄芪 10 克，黄连 6 克，黄柏 8 克，大黄 3 克，附子 5 克。

制作方法：加水煎汤。

使用方法：饮服。

## 第十三节　对症食疗——皮肤疾病

### 一、姜疗银屑病

**姜辛方**

对症食疗：治银屑病。

用量配方：肉桂、高良姜、细辛各 1.5 克，全斑蝥 10 个。

制作方法：上药入 90 毫升白酒内，浸 6～8 天后使用。

使用方法：先将患处用温水洗净，再用药轻涂(注意不要涂到正常皮肤上)，每天或隔天1次，不应间断。

**姜脊方**

对症食疗：治银屑病。

用量配方：姜片、麻油适量，金毛狗脊3克，密陀僧1.5克。

使用方法：先以凉开水冲洗患处，再用鲜姜片擦拭，然后用金毛狗脊、密陀僧药末涂抹，隔日洗1次，换1次药。

## 二、姜疗荨麻疹

**姜敷方**

对症食疗：治荨麻疹。

用量配方：生姜适量。

使用方法：捣烂，布包，敷擦痒处。

**麻黄生姜饮**

对症食疗：治荨麻疹，丘疹发经切热或有全身恶寒征象者。

用量配方：麻黄9克，连翘20克，赤小豆20克，桑白皮10克，顶仁10克，甘草9克，乌梅10克，僵蚕10克，蝉10克，生姜10克，大枣5枚。

使用方法：水煎服。

注意事项：本方疏风宣肺，清热止痒，对于荨麻疹急性发作、偏内热、脉数、疹色发红者为宜，对兼面目肿痒者佳。

**桂枝庶黄汤**

对症食疗：疏风散寒。治风寒型荨麻疹。

用量配方：桂枝12克，麻黄6克，白芍12克，苏叶12克，荆芥12克，防风15克，北杏12克，生姜3片，大枣15克。

使用方法：水煎后饮服。

## 三、姜疗癣斑

### 信石姜酒疗方

对症食疗：治头癣。

用量配方：白信石 0.6 克，新鲜生姜 3 块(如大拇指头样大小)，高度白酒 60 毫升。

制作方法：将以上药装入酒瓶内泡 2 天。

使用方法：取生姜擦患处，每次 1～3 分钟。力度须轻重适中，以不破皮肤为宜。

注意事项：如擦破皮肤，可用紫药水涂于患处，待愈后继续用。七～九月天气炎热，不宜用。本药有毒，只能外用，切忌内服。

### 姜外擦

对症食疗：活血散邪，治体癣。

用量配方：生姜 1 块。

使用方法：将生姜切成片，用力摩擦患处，每日 2～3 次。

### 姜黄方

对症食疗：治汗斑。

用量配方：姜片、枯矾、硫黄各等份。

制作方法：枯矾、硫黄研末。

使用方法：以姜片蘸药末搽患处。

注意事项：过数日再洗澡。

### 姜僧方

对症食疗：治汗斑。

用量配方：生姜汁、密陀僧(研末)各适量。

使用方法：调和，涂患处。

### 姜矾方

对症食疗：治花斑癣。

用量配方：生姜 30 克，枯矾 20 克。

制作方法：共捣成膏。

使用方法：涂患处，每日 1 次。

### 姜醋方

对症食疗：治花斑癣。

用量配方：山姜 20 克，醋 100 毫升。

制作方法：鲜山姜捣烂，浸醋 12 小时(密闭)。

使用方法：洗净患处，抹擦，每日 1 次，连用 3 次为 1 疗程。

### 生姜硼砂方

对症食疗：治花斑癣。

用量配方：硼砂、密陀僧、硫黄各等量。

制作方法：共研为末。

使用方法：先用姜片浸湿患处，再用药末擦涂皮肤，每日 1 次。

### 贝母南星方

对症食疗：治花斑癣。

用量配方：贝母、南星各等份。

使用方法：以上两味研末，用生姜片蘸末抹擦。

## 四、姜疗酒糟鼻

### 姜大枣饮

对症食疗：治酒糟鼻。

用量配方：生姜、赤芍、川芎各10克，大枣15克，老葱3根（切碎）。

使用方法：加水煎服，分3次饮。每次兑麝香0.3克，每日1剂。

## 五、姜疗脱发

### 盐方

对症食疗：治脱发。

用量配方：生姜50克，食盐20克。

使用方法：生姜切片，将食盐溶在100克水里，然后把生姜片浸入半小时。

使用方法：用生姜蘸盐水揩搽头皮，到发热难受为止，每天搽3次(姜盐水每日更换1次)。同时，备何首乌煎汤当茶喝，另加服维生素$B_1$适量。

### 斑秃外用方

对症食疗：治斑秃。

用量配方：干姜90克，红花60克，当归、赤芍、生地、侧柏叶各100克，75%酒精3000毫升。

制作方法：以上几味共切碎，放入酒精，密封浸泡10天后外用。

使用方法：每天擦患处3～4次。

### 猫粪姜膏

对症食疗：治各型秃发。

用量配方：生姜、猫粪各适量，香油50克，黄蜡10克。

制作方法：先将香油煎微沸，再煎至以无黄沫为度，离火取出，放凉凝固、取干燥猫粪炒黄，研末，将生姜捣烂，过滤取汁，蒸发浓缩成黏稠状。以上药混合均匀，贮瓶备用。

使用方法：先将脱发区周围2～3厘米头发剃掉，一并涂擦药膏，每日3次，每次用力涂擦2～3分钟，直至局部发热，有轻微刺痛感。连续涂擦1周后，停药1天。以后仍抹擦，直至痊愈。

注意事项：用药过程，可按摩头皮1～2次，每次约10分钟，以增疗效。

**生姜生发方**

对症食疗：治各型秃发。

用量配方：生姜1块。

使用方法：生姜捣烂后加温，敷头上，约2～3次即可。

**老姜外擦方**

对症食疗：治各种脱发。

用量配方：老姜数片，高粱酒适量。

制作方法：将老姜浸于高粱酒中，约2～3天。

使用方法：用此姜时，擦无发处。半月后，头发即可再生。

**生姜半夏外用方**

对症食疗：治脂溢性脱发。

用量配方：生姜、半夏各等份，麻油适量。

制作方法：半夏为末，麻油调，生姜切片。

使用方法：擦患处3次后，用半夏末搽之。

## 六、姜疗鸡眼

**生姜艾叶方**

对症食疗：治鸡眼。

用量配方：生姜、艾叶各适量。

使用方法：以生姜置患处，将艾叶置生姜上，用香火烧之，隔日自落。

## 七、姜疗手足皲裂

### 糖膏

对症食疗：治手足皲裂。

用量配方：生姜汁、红糖、猪膏(腊月者佳)。

使用方法：共研烂炒熟，擦入裂口。

### 玉黄膏

对症食疗：润肌止痒。治皮肤皲裂。

用量配方：当归30克，白芷9克，姜黄90克，甘草30克，轻粉6克，冰片6克，蜂白蜡90～125克。

制作方法：先将前四种药浸泡麻油内3天，然后炉火上敷至枯黄，离火去滓，加入轻粉、冰片(均预先研末)，最后加蜂白蜡熔化(夏加125克，冬加90克)，调搅至冷成膏。

使用方法：用时涂患处。

### 回神膏

对症食疗：治手足皲裂，如蒸梨状，虽春夏亦如此。

用量配方：生姜汁、红糟、猪脂、盐各适量。

制作方法：以上药研烂，炒熟，搽入皲裂处。

注意事项：当时虽痛，少顷便皮软皲合。

## 八、姜疗白癜风

### 姜片方

对症食疗：治白癜风。

用量配方：鲜生姜适量。

使用方法：切片，涂擦患处，每日1～2次，连用2～3个月。

### 野茴香膏

对症食疗：治白癜风。

用量配方：野茴香222克，除虫菊根、白藓皮、干姜各44克，蜂蜜1100克。

制作方法：将蜂蜜倒入容器内，置沸水中溶化，搅拌除沫。将以上药共研细，过筛。将药面徐徐倒入蜜内，充分搅拌，放置成膏。

使用方法：每日3次，每次服15克。10天后，每次增加5克，一直加至30克，日量90克，直至痊愈。

## 九、姜对疣的食疗验方

### 生姜醋搽方

对症食疗：治寻常疣。

用量配方：生姜、醋各适量。

使用方法：生姜捣烂取汁，加醋，搽患处，每日数次。

## 第十四节 对症食疗——男性虚证

### 一、姜疗前列腺炎

**木香汤**

对症食疗：治冷气凝滞，小便淋沥作痛，身体冷。

用量配方：木香、木通、槟榔各10克；放上茴香15克，焙；当归、青皮去白、泽泻、赤芍药、辣桂、橘红、炙甘草各15克；生姜30克。

制作方法：以上为一服，水二盅，加入生姜3片，煎至一盅。

使用方法：食前服用。

**地肤子姜汤**

对症食疗：治前列腺炎。症见诸病后体虚热，热结下焦，遂成淋疾，小便赤涩，数起少出，茎痛如刺或尿出血，皆治之。

用量配方：地肤子、猪苓各12克；海藻洗去碱；甘草梢、瞿麦去梗；通草、黄芩、知母、枳实麸炒；升麻、葵花籽各15克；生姜20克。

制作方法：以上为一服，水二盅，加入生姜3片，煎至一盅。

使用方法：不拘时服。

### 二、姜疗遗精

**桂心散**

对症食疗：治遗精。

用量配方：桂心、白芍各31克；龙骨、牡蛎粉各47克；炙甘草16克。

制作方法：以上药共捣为粗散。

使用方法：每服9克，以水80毫升，入生姜30片，枣3枚，煎至六分，去渣，食前温服。

**万全丸**

对症食疗：治大肠寒滑，小便精出。

用量配方：赤石脂、干姜各30克，胡椒15克。

制作方法：以上药研末，醋调糊成丸，如梧桐子大。

使用方法：每服5～7丸，水饮下。

**固气丸**

对症食疗：治清精自下。

用量配方：干姜、天雄、菟丝子、五味子、龙骨各45克；桑螵蛸、山茱萸、巴戟各30克，韭子60克。

制作方法：以上药锉为细末，炼蜜为丸，如梧桐子大。

使用方法：每日服30～40丸，空腹时用温酒送下。

**正元散**

对症食疗：治下元虚损，脐腹胀痛，泻痢呕吐，阳虚梦遗精滑，手足厥冷，一切虚寒。

用量配方：红豆(炒)、干姜(炮)、陈皮(去白)各9克；茯苓(去皮)、人参、白术、甘草(炙)各60克；肉桂(去粗皮)、川乌(炮去皮)各15克；附子(炮去皮尖)、川芎、山药(姜汁浸炒)、乌药、干葛各30克；黄芪(炙)45克。

制作方法：以上研为细末。

使用方法：每服 9 克，水 50 毫升，姜 3 片，枣 1 枚，盐少许，煎 35 毫升，食前温服。

## 三、姜疗阳痿

### 姜附烧狗肉方

对症食疗：温肾散寒。治阳痿，夜尿频数，四肢冰冷。

用量配方：生姜、附片各适量，狗肉若干。

制作方法：把狗肉洗净，切成小块；生姜煨熟，备用。

使用方法：将熟附片放入锅内，先熬煎两小时，然后放狗肉、大蒜、生姜，加水适量，炖至狗肉熟烂后分多餐食用。

注意事项：患感冒者禁食，一次不宜过饱。

### 枸杞煨甲鱼汤

对症食疗：滋补肾精，治阳痿。

用量配方：甲鱼 1 只，约 500 克，枸杞子 50 克，生姜 10 克，葱段 10 克，料酒、食盐各适量。

制作方法：以上放入锅内，用武火烧开，后改用文火，将甲鱼焖酥，枸杞子糯熟，食用。

### 粉散方

对症食疗：治阳痿不举。

用量配方：白粉 40 克，干姜 50 克，牡蛎 50 克。

制作方法：以上几味药研为细末。

使用方法：仰卧敷于阴下部。

### 炮姜茴香膏

对症食疗：温补下元。治命门火衰，阳痿。

用量配方：炮姜、小茴香各 5 克，盐少许。

制作方法：以上几味烘干研为细末，过筛。用人乳或蜂蜜调成膏，纱布包裹，敷脐，上盖纱布，胶布固定。5～7天换药1次。如伴随早泄，加龙骨、五倍子各4克。

**韭菜虾粥**

对症食疗：补肾壮阳。治阳痿、腰痛。

用量配方：鲜韭菜30～60克，生虾仁30～50克，粳米100克，盐、姜、葱适量。

制作方法：先将韭菜洗净切细。生虾洗净去皮，再将粳米洗净煮粥。待粥将熟时，放入虾仁、韭菜及调味品，煮至虾米烂即可。

使用方法：温热服食，每日2次。

注意事项：宜采用新鲜的韭菜煮粥，现煮现吃，隔日粥不要吃。阴虚内热，身有疮疡以及有眼疾患者忌食，炎热夏季不宜食用。

**狗肉粥**

对症食疗：温补脾肾，去寒助阳，轻分益气。治老年体衰，阳气不足，营养不良，性功能减退，畏寒肢冷，腰膝软弱等症。

用量配方：狗肉约500克，生姜少许，粳米适量。

制作方法：将狗肉切成小块，入生姜少许，同粳米煮粥。

使用方法：作早晚餐或点心用，温热食，尤以秋冬季节为宜。

注意事项：发热期间忌服。服食该粥时，忌吃蒜、菱以及中药杏仁、商陆。

**鹿茸粥**

对症食疗：温肾阳，益精血。治阳痿，早泄，滑精，腰痛，妇女子宫虚冷，不孕，崩漏带下者。

用量配方：鹿茸3～6克，粳米100克。生姜3片，盐少许。

制作方法：先将鹿茸炙酥为末，再煮粳米做粥。待沸后，放入鹿茸末，生姜，同煮为稀粥。

使用方法：分2次服，温热食，3～5日为1疗程。

注意事项：阴虚火旺，口干舌燥，尿黄便秘或感冒发热者忌服。适宜于冬季服用。

### 四、姜疗精子减少症

#### 当归黄芪羊肉汤

对症食疗：治气血两虚所致的精子减少症。

用量配方：当归30克，生姜65克，黄芪30克，羊肉250克。

制作方法：将羊肉切块洗净；生姜切丝；当归、黄芪纱布包好，放瓦锅内。加水适量，炖至烂熟，去药渣，调味服食。

使用方法：每天1次，连服5～7次。

## 第十五节　对症食疗——传染病

### 一、姜疗痢疾

#### 萝卜姜汁

对症食疗：治赤白痢疾。

用量配方：鲜姜30克，萝卜1个，蜂蜜30克，陈茶3克。

制作方法：将萝卜及生姜洗净，捣烂，取萝卜汁1汤匙，与蜂蜜及陈茶混在一起。

使用方法：用开水冲沏1杯，顿服，连服3次可愈。

**葡萄姜蜜汁**

对症食疗：治细菌性痢疾。

用量配方：生姜汁、鲜葡萄汁各50毫升，绿茶5克，蜂蜜适量。

制作方法：以沸水冲浸浓茶一杯，兑入葡萄汁、姜汁、蜂蜜。

使用方法：每日2次，趁热顿服。

**生姜绿豆汤**

对症食疗：治湿热型细菌性痢疾。

用量配方：生姜、绿豆各10克。

制作方法：将两味加水浓煎。

使用方法：温服，每日2～3次。

**干姜茯苓粥**

对症食疗：治寒温型急性痢疾。

用量配方：茯苓粉、粳米各50克，干姜30克，红糖适量。

制作方法：先煮干姜，两沸后去渣，以汁煮茯苓粉、粳米，加红糖成粥。

使用方法：早晚餐食用。

**姜糖**

对症食疗：治寒温型急性细菌性痢疾。

用量配方：鲜生姜46克，红糖35克。

制作方法：将两味共捣为泥状。

使用方法：每日3次分服之，7天为一疗程。

**下痢方**

对症食疗：治水下痢，色白、食不消。

用量配方：黄连、干姜各90克。

制作方法：捣筛，加白酒90毫升合煎，做成如梧桐子大小的丸。

使用方法：以温开水饮服20丸，每日1次。

注意事项：忌猪肉、冷水。

**干姜桃花汤**

对症食疗：治久痢不愈。

用量配方：赤石脂30克(一半生用，一半筛末)，干姜3克，粳米30克。

制作方法：以上三味，以水1400毫升，煮半小时冷凉，去渣。

使用方法：温服140毫升，内赤石脂末5克。日服3次，若1服愈，余勿服。

## 二、姜疗疟疾

**姜汁饮**

对症食疗：治疟疾。

用量配方：生姜100克。

制作方法：捣烂取汁。

使用方法：每服5～7毫升，每日2～3次。

**姜茶汤**

对症食疗：治疟疾。

用量配方：生姜、细茶各10克。

制作方法：水煎服。

使用方法：每日1剂，早晚分服。

**姜术汤**

对症食疗：治疟疾。

用量配方：生姜15～30克，白术30克。

制作方法：水煎服。

使用方法：每日1剂，早晚分服。

**生姜常山叶丸**

对症食疗：治疟疾。

用量配方：生姜500克，常山叶250克。

制作方法：将生姜捣汁，与常山叶调剂均匀。

使用方法：每服1.5～3克，1日2次。

**鸭子姜枣汤**

对症食疗：治疟疾。

用量配方：生姜10克，鸭子1只，大枣15克。

制作方法：将鸭去毛与内脏，投姜、枣，加油、盐和酒，炖汤服食。

使用方法：每日1次，连服2～3天。

**姜黄饼**

对症食疗：治疟疾。

用量配方：生姜、黄连各3克。

制作方法：以上两味共捣烂如泥状，摊成饼状如铜钱大。

使用方法：疟疾发作前1～2小时，将药饼贴在肚脐上，用纱布盖好并用胶布贴住。过了发作时间，再取下。

**鲤鱼姜汤**

对症食疗：治疟疾。

用量配方：生姜30克，红小豆100克，鲤鱼1条(约250克)，红枣10枚。

制作方法：将鱼去鳞和内脏，红枣去核，投入豆和姜同煮汤，调味服食。

使用方法：每日1剂，连服3～4剂。

## 三、姜疗流行性乙型脑炎

**芍生姜汤**

对症食疗：治乙脑，也可用于结核性脑膜炎。

用量配方：麝香冲服0.2克，桃仁泥10克，红花6克，当归、川芎各12克，赤芍30克，羚羊角39克，生姜6克，老葱2茎。

制作方法：加水煎汤。

使用方法：每日1剂，分2次口服(麝香不入煎药，冲服)。

注意事项：高热、昏迷者，可加安宫牛黄丸。

## 四、姜疗病毒性肝炎

**茵陈姜附散**

对症食疗：治黄疸性肝炎，阴黄者。

用量配方：茵陈30克，干姜10克，附子30克。

制作方法：以上药混合碾碎成细末，备用。取药末 10～15 克，撒布于普通膏药或暖脐膏的中央，贴于脐孔上，外用纱布束牢或胶布固定。

使用方法：每日换药 1 次，病愈为止。

**芪姜枣方**

对症食疗：治传染性肝炎。

用量配方：炒白扁豆 6 克，生姜 5 片，红枣 3 枚，茯苓 6 克，白芷 6 克，黄芪 6 克，甘草 6 克，白芍 6 克。

制作方法：清水 3 碗，文火煎至一碗。

使用方法：头汁每晚睡前服，二汁次晨起服。

**枸杞鸡肾粥**

对症食疗：补益肝肾，利尿退黄，治慢性黄疸型肝炎，肝区胀痛，头晕目眩，久视昏暗，腰膝酸软以及老年糖尿病。

用量配方：枸杞子 30 克，鲜鸡肾 1 个，粳米 100 克，陈皮 1 片，盐、生姜适量。

制作方法：将枸杞子、粳米淘净，与鸡肾同煮为粥，加入调味品即成。

使用方法：供早点或晚餐服食。

注意事项：脾胃虚弱，经常泄泻者忌服。

## 五、姜疗肺结核

**羊肉姜粥**

对症食疗：治肺结核，肺脾气虚，气短，咳嗽有痰，胸闷纳差，神疲乏力，面色白，苔白腻，脉细弱。

用量配方：生姜 9 克，羊肉 500 克，小麦仁(去皮)60 克。

制作方法：以上各味熬炖为粥。

使用方法：早晚分食，持续1个月。

**葛根姜蜂方**

对症食疗：治肺结核。

用量配方：姜汁、蜂蜜、葛根粉各1匙。

制作方法：以上三味开水冲服。

使用方法：每日3次，连服20～30日。

**五汁饮**

对症食疗：治肺结核低热虚劳，久咳不止。

用量配方：炼乳、蜂蜜各250毫升，白萝卜、鸭梨去核，各500克；生姜250克。

制作方法：白萝卜、生姜、鸭梨洗净，切碎，分别以洁净的纱布榨汁。先将萝卜汁、梨汁入锅，大火煮沸，再以文火煎熬浓缩。成膏状时，加生姜汁、炼乳、蜂蜜搅匀，继续加热至熬浓缩成膏状时，加生姜汁、炼乳、蜂蜜搅匀，继续加热至沸停火，待冷装瓶。

使用方法：加黄酒少许冲饮，每日2次。

## 第十六节　对症食疗——其他病症

### 一、姜疗中暑

**生姜菠萝汁**

对症食疗：治中暑、热病烦渴等。

用量配方：生姜30克，菠萝(净果肉)100克，蜂蜜或白糖适量，碎冰150克，冷开水100毫升。

制作方法：生姜洗净，去皮，拍碎，煎取浓汁70毫升，冷却备用。菠萝切碎，与水一道放入食品搅拌机充分搅拌后，倒入玻璃杯，放入碎冰，最后轻轻倒入生姜汁，加入蜜或糖，调味至适口即可。

注意事项：生姜有开胃作用，且有和胃、止呕、化痰功效。菠萝清热解渴，消食止泻。蜂蜜润肺、润燥。暑热胃纳呆滞，饮此一杯，可诱发食欲，祛暑止渴。痰热、脑肮痞闷欲呕者，也可饮用。此汁适于夏季饮用。

**生姜盐汤**

对症食疗：解表醒神。治中暑。

用量配方：生姜15克，食盐10～20克。

制作方法：以上两味同炒，炒至盐变黄色，姜微黑后，用水煎服。

**姜附膏**

对症食疗：回阳救逆。治中暑汗多虚脱、四肢不温等。

用量配方：干姜、附子各30克。

制作方法：以上两味烘干，研为细末，过筛，温热水调成膏。

使用方法：敷两足心1～2小时。

**鸡金姜楂散**

对症食疗：清暑消食。治中暑泄泻。

用量配方：生姜3克，生山楂、鸡内金各10克。

制作方法：以上几味同入铁锅内炒至焦黄，研末。

使用方法：每日服 3 次，每次 5 克。

### 姜韭蒜汁

对症食疗：解暑开窍。治中暑昏厥，不省人事。

用量配方：鲜姜、大蒜、韭菜各适量。

制作方法：以上三味洗净，姜、蒜去皮，共捣烂取汁，灌服。

### 防暑散

对症食疗：治暑伏热，头目眩晕，呕吐、泻痢、烦渴、背寒、面垢。

用量配方：赤茯苓 120 克，生甘草 120 克，寒食面 300 克，生姜 300 克。

制作方法：以上药研为细末。

使用方法：每服 6 克，白汤调下。

## 二、姜疗中毒

### 紫苏生姜饮

对症食疗：治食鱼蟹中毒引起的吐泻、腹痛。

用量配方：紫苏、生姜各 50 克。

## 三、姜疗醉酒

### 姜汁茭白饮

对症食疗：解酒醉。

用量配方：茭白、生姜各适量。

制作方法：将以上两味合捣成汁。

使用方法：取汁，饮服。

## 四、姜疗腿肚转筋

### 桂皮当归姜汤

对症食疗：治吐泻、转筋，症见四肢厥冷，脉微缓者。

用量配方：桂枝 10 克，当归 12 克，甘草 5 克，芍药 8 克，胶饴 20 克，生姜 15 克，附子 15 克，大枣 6 枚。

制作方法：将以上药锉如麻豆大。

使用方法：每服 50 克，水 3 盏，煮到 1 盏半，去渣，下胶饴两匙，煎化服用。

### 骨石木通丸

对症食疗：治脚转筋；霍乱泻多吐少，口渴。

用量配方：滑石 15 克，白术 10 克，苍术 6 克，厚朴 5 克，干葛、陈皮各 8 克，炙甘草 10 克，木通 5 克，姜 5 片。

制作方法：以上药全部捣烂，锉为末，做成梧桐子大的丸。

使用方法：温开水调服，每次 3 粒。

# 第六章

# 综 合 篇

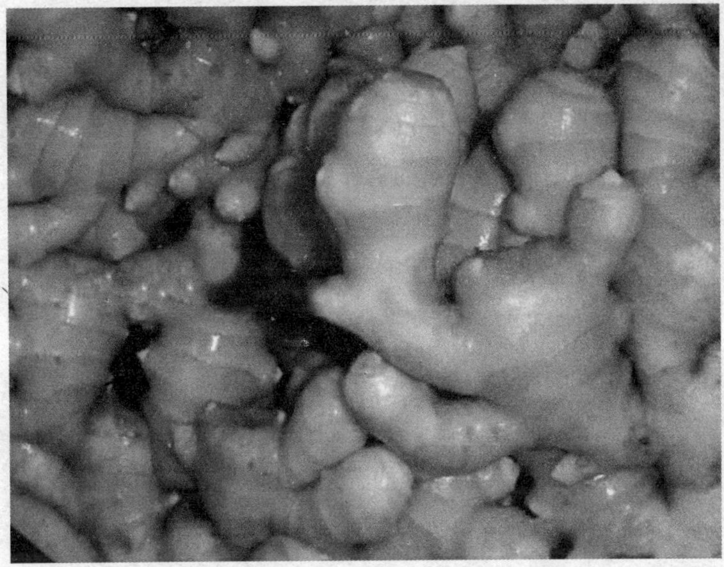

姜能治病 又能强身 烹调美味 祛腥解腻
家庭必备 老少皆宜 四季平安 健康饮食

## 第一节 神奇的黄姜

自古以来，姜就与人类结下了不解之缘，姜的药用价值，以及对人们健康的特殊功效，中国历代医书均有不少记述。现存最早的药学专书《神农本草经》里，记载了姜有“温中止血、出汗、驱风”等功用，能治疗湿痹及受冷之腹痛、腹泻。

晋代，有一本叫《肘后救卒方》的书记载，以姜煎汤内服，可医霍乱腹胀而欲吐不出、欲泻不下的患者，所以姜又有“呕吐者圣药”之名。

中国古代有许多著名的著作中大多都提到生姜。例如文学巨著《红楼梦》里，主要人物之一的薛宝钗在作《螃蟹诗》时，也提到“性防积冷定须姜”，指明在食螃蟹时必须用姜来防止寒凉之性损伤脾胃。

中国人在日常生活中用姜防治疾病的经验也极为丰富。明代大旅行家徐霞客，在一次旅途中因感受风寒而致病，经自服姜汤而愈。此事曾记于他的游记之中：“初四日……是晚，予病未愈……初五日早，令顾仆炊姜汤一大碗，重被袭衣覆之，汗大注。久之，乃起，觉开爽矣。”

生姜治病，内服与外用，常有殊途同归之妙。对霍乱、抽筋、腹痛危重者，《肘后救卒方》一书介绍在内服生姜的同时，也可将生姜捣烂，外敷于疼痛的部位。此外，文献上还介绍：将姜汁煮于粥内，可供反胃干呕及羸弱者之食疗；频用生姜汁漱口，能医治口腔溃烂；取姜汁滴耳，可急治小虫入耳；姜汁和酒调生面粉，敷治跌打损伤；生姜汁熬膏涂治冻疮等。

生姜除单独作药用，还可与其他药物配合使用，其所组成的药剂及其治疗作用更加丰富。被尊称为“医方之祖”的东汉医学家张仲景，就曾用生姜与其他药物配成了许多药剂，如著名的“当归生姜羊肉汤”，用于治疗产妇身体虚弱与腹痛，有极佳的疗效。

生姜不但食疗应用范围很广，也可作为灸治所用之药物，如中医用隔姜灸以引郁毒，透通疮窍，使内毒外发；可作为外敷剂，借药性而行气血，使气血运行旺盛而驱散毒气。

姜能治病，又能养生。现代研究证实，姜是极好的保健良品，含有人体所需的氨基酸、淀粉、钙、磷、铁等养分，有促进人体血液循环、加速新陈代谢、促进消化排泄以及抗菌、抗原虫、解毒等许多方面的功效。例如：对消化系统，能促进胃液分泌，增进食欲，调整胃肠功能，抑制呕吐；对循环系统，能加速血液循环，降压、降脂等；对呼吸系统，能止咳祛痰；对泌尿系统，能利尿消肿……

近年来，人们又发现姜具有抑制癌症发生和预防胆结石的作用，引起了国内外学者的广泛注意。如：日本学者经体外筛选实验，结果证实干姜对于子宫颈癌细胞的抑制率在90%以上。对此，德国科学家亦有发现。

此外，最使人们感兴趣的是生姜具有延缓衰老的功用。造成人体衰老而影响寿命的因素相当多，其中之一是人体细胞内的自由基素可与分子氧形成过氧基，破坏细胞，从而引起细胞衰老。因此，人类的衰老，多半由于自由基导致氧化反应所造成。但是近年，美国和日本学者却在研究中发现，生姜具有防氧化抗衰老的作用。生姜不仅能防止含脂肪食品的氧化变质，而且当生姜的辛辣成分被人体吸收后，还能因有效抑制体内过氧化脂质的产生，而延缓人体衰老。据研究资料得知，姜与常用的抗氧化剂——维生素 E 相比，生姜的辛辣成分抗氧化作用更有效。因此，姜的神奇功效岂能被忽视。

## 第二节 洋 姜

### 一、洋姜的有关知识

#### （一）洋姜

洋姜，学名菊芋，又称地姜、鬼子姜、姜不辣。是茎菜类蔬菜之一，也是腌制咸菜的好原料。洋姜生长力强，繁殖快。洋姜多为不规则的椭圆形块茎，外皮呈黄褐色，肉为白色。秋末收获。洋姜可炒吃，但有一种异味，而腌制成咸菜，滋味独特。所以，人们大都腌制后食用。

#### （二）洋姜的营养价值

洋姜的营养比较丰富，每百克洋姜中含蛋白质 0.1 克、脂肪 0.1 克、糖 16.6 克、热量 68 千卡、钙 49 毫克、磷 119 毫克、铁 8.4 毫克、硫胺素 0.13 毫克、核黄素 0.06 毫克、尼克酸 0.6 毫克、抗坏血酸 6 毫克。

## 二、腌制洋姜的方法

洋姜可腌制成多种腌菜，腌洋姜味美、可口，可增进食欲。它的腌制方法有以下几种。

### （一）咸洋姜

1. 洋姜 1000 克，食盐 200 克，凉开水 200 克。用清水把鲜洋姜洗净，控干表面水分。按一层洋姜一层食盐进行装缸，最后顶端多撒些盐，然后倒入凉开水。以水没洋姜为度，25 天后即为成品。腌洋姜时，切勿倒缸，以免使之颜色变黑。

2. 洋姜 1000 克，食盐 75 克，花椒 2 克，生姜 20 克，酱油 50 克。把洋姜洗净控干表皮后入缸，将盐、花椒、生姜、酱油拌匀后倒入缸里，再搅拌匀。30 天后可食用。

### （二）泡洋姜

洋姜 1000 克，老盐水 1000 克，红糖 10 克，白酒 5 克，食盐 20 克，香料包一个(花椒 10 克，大料 20 克，小茴香 10 克，桂皮 10 克)。先将洋姜洗净，晒蔫备用。将各种调料放入老盐水内拌匀，再放入已备好的洋姜，盐水要漫过洋姜，密封缸口。7 天左右即可食用，泡洋姜呈浅黄色，质脆，味香。

### （三）酱洋姜

1. 咸洋姜 1000 克，面酱 600 克。将咸洋姜放入清水中，浸泡一天，换水 4 次，使洋姜略有咸味时捞出。将浸泡后的洋姜放于阴凉通风处，阴干一天，装入布袋，放入面酱中，每天搅动两次，20 天后就可食用。成品为黄褐色，酱香味浓，质脆，甜咸适口。

2. 洋姜 1000 克，酱油 500 克，白糖 5 克，味精 1.3 克。用清水将洋姜洗净，捞出控干后，用盐腌1个月，再放入6℃的盐水(94克水、6克盐配的盐水)里浸泡2个月，捞出后放在缸内，加入味精、白糖，然后放入酱油，以淹没洋姜为宜，两星期即成。

3. 洋姜1000克，盐200克，甜面酱400克，酱油200千克，白糖25克，花椒少许。先将洋姜洗净晒成半干，装入容器，放入盐水腌。一个月后，再将洋姜从盐水中捞出，晾晒2天。晒干后，再用甜面酱、酱油、白糖、花椒浸泡10天左右可食用。

4. 洋姜1000克，食盐150克，酱油150克，糖80克。把洋姜洗净，切成花刀条块，在开水中烫一下后入缸。然后加盐、酱油、糖，混合搅拌，溶解后倒入缸内，搅拌一下，封缸口，12小时后就可食用。

酱洋姜的特点是：清脆爽口、鲜嫩。

### （四）麻辣洋姜

洋姜1000克，食盐200克，辣椒100克，五香粉10克，陈皮150克。把洋姜洗净，切成薄片晒半干，与配料拌在一起，入缸腌制而成。

### （五）糖醋洋姜

鲜洋姜或咸洋姜1000克，红糖、食醋各500克，花椒、大料、水适量。先将洋姜洗净，控干表面水分，切成薄片，装入缸内。将糖、醋、大料和水放入锅内熬开，放凉后倒入缸内，以漫过洋姜为宜，每天翻动1～2次，15天即为成品。

糖醋洋姜呈浅红褐色，清脆酸甜。

### （六）五香洋姜片

鲜洋姜1000克，食盐150克，五香粉10克。将洋姜洗净，控干水分，切成薄片，装入缸内。把食盐、五香粉(用纱布包好)放入锅内煮沸5分钟后，放凉，倒入缸内，以漫过洋姜为宜，再上下翻动几次，15天后即为成品。五香洋姜片颜色浅黄、质脆、五香味浓。

**（七）酱腌洋姜丝**

洋姜1000克，盐300克。将洋姜用水洗净控干表皮水，加盐腌一段时间后，取出切成丝，加酱油浸泡1至5小时，酱油用量以淹没洋姜丝为准。

## 第三节 姜在中国

由于地理环境和栽培技术的不同，各地生产的姜也具有不同的特性。在我国，最著名的十大品种有：山东的莱芜片姜、安徽的临泉姜、湖北的来凤姜、湖南的茶陵姜、浙江的红爪姜和黄爪姜、广西的西林姜、四川的犍为白姜、陕西的汉中觉姜、辽宁的丹东白姜。

## 第四节 姜在国外

### 姜在澳大利亚

姜在澳大利亚作为调味品，当地人都很认可。但是，当地不生产姜，靠进口，所以价格昂贵，每500克鲜姜28澳币（1澳币兑换6元人民币）。

### 姜在美国的新发现

美国的一些研究人员发现，生姜中有一种特殊物质与水杨酸十分相似，且无副作用。这种特殊物质，可用来制作血液的抗凝剂。

### 姜在英国的新发现

在英国，研究人员发现生姜中含有可降血中胆固醇的物质。因此，一种用生姜制作的降血脂新药已经在英国问世。

### 姜在日本的新发现

在日本，科学家发现生姜含的姜酚能抑制前列腺素合成，且有较强利胆功能，可减少胆汁中黏蛋白的形成，从而可以在一定程度上抑制胆石症。

日本学者经体外筛选实验，证实了干姜对来源于人类子宫颈癌细胞培养株系JTC-126的抑制率在90%以上。

### 姜在荷兰、丹麦、德国的新发现

荷兰的研究人员发现，生姜中含有一些特殊物质在抗沙门氏菌方面效果显著。

丹麦的研究人员发现，生姜具有防眩晕的药效。同时，他们还发现，七例类风湿关节炎病人每天吃鲜生姜5克，连续吃三个月，关节疼痛明显减轻，关节活动有所改善，并减少了关节肿胀及晨僵现象，无副作用发生。

德国的科学家发现，生姜在一定的程度上可以抑制癌细胞的生长，这为治疗癌症提供了新的线索。

## 第五节 黄姜趣谈

### 孔子与生姜

早在春秋时期，儒家大师——孔子早已认识到食用生姜具有抗衰老的功能。他认为：姜能通神明，去秽恶。他一年四季食不离姜，但不多食，每次饭后食姜数片。

在那个饱尝战祸、颠沛流离的时代，孔子却活了 73 岁，这也许跟他重视食用生姜有或多或少的关系。

### 王安石与生姜

我国民间有许多关于赞誉姜的功效的谚语，例如“冬吃萝卜夏吃姜”、“早吃三片姜，胜似喝参汤”、“上床萝卜下床姜，不用医生开处方”，以及“冬有生姜，不怕风霜”等等，而宋代大改革家王安石所说的“姜能疆御百邪”更是对姜的高度概括。

### 姜能治疗脱发的故事

民间有一种“鬼剃头”的说法，其实就是有一种脱发病人，早上起来时会发现头上的头发一夜间脱了一片。“鬼剃头”让患者很难看，有的躲在家里不敢出门。虽然“鬼剃头”很难治，生姜对其却有独到妙用。

有一位上小学五年级的女学生，不知怎么回事早晨起来头发就会掉去一大片，她不敢上学，在家里哭。到医院去看医生，用了不少药水涂在头上，可是头发就是不长出来。后来有一位老中医看了一下女孩的头，问了一些情况，便对其父母说："你们认识生姜吗？"父母回答："怎么不认识！"老中医接着说："好，你们用生姜包黄泥土浆在灶中火炭灰里煨热后，将生姜整大块切开一片，浇上老茶子油趁热在患处擦，擦到患处发红。每日二次。"一星期后，"鬼"不再剃头了，头发长起来了，小女孩不哭了，上学去了。其后，患者父亲问老中医，为什么用这个简单的偏方可治好脱法。老中医解释到："其实这个治病的道理很简单，就是《黄帝内经》里说的'阳生，阴长'。"

### 生姜消渴的故事

在一本古医书里有这样一段记述，有一个人得了消渴病，日夜要饮很多的水仍不能解渴，用了很多的方法治病都不见好转，求治无方。

有一个行走的游医，对其家人说："你们想让病人好起来吗？"

答："当然想。"

于是这个游医继续说："我有一个方子可以治好他，不过此法有个特点，家人要有一点狠心，病人的病才会好。"

病人的家人说："只要是能治好病，什么方法我们都照办。"

游医说："你们将病人关到一个房间里，把门锁起来，病人不管怎么呼叫也不能让他出来。此时，病人一定口非常渴，你们可用几十斤的生姜绞出的汁用一只桶装好，让病人自己喝。这期间绝对不能让病人饮水。"

家人按照游医的方法做了，病人开始口渴，却不敢饮姜汁，认为生姜是热性之物，不想饮用。可是口渴无奈，门又反锁不能出去，呼之又无人应，于是万般无奈，只能喝了一碗姜汁，过会儿又喝了一碗。病人是越喝心里越舒畅，越喝口越不渴。一昼夜间，他将一大桶姜汁都喝完了，而消渴病也因此被治愈了。

## 第六节 开发鲜姜新产品

1. 姜茶

主要成分：姜汁、绿茶、矿泉水。

养生保健作用：祛风散寒、胃寒、呕吐、清神解酒、水湿雨淋、水土不服、痛经、产后康复。

2. 蜂蜜姜茶

主要成分：姜汁、绿茶、蜂蜜、矿泉水。

养生保健作用：解毒、护肝、润肠通便、润肺止咳、杀菌、益气补中、安神和促进新陈代谢。

3. 牛奶姜茶

主要成分：奶粉、姜汁、绿茶、矿泉水。

养生保健作用：益胃、降逆、止呕、养颜美容、淡化脸部斑迹、消炎、消肿及缓和皮肤紧张。

4. 超级拿破仑胶囊

主要成分：奶蓟、黄姜、蚬子提取物、α - 硫锌酸、干贝粉末、蔗糖、维生素 $B_1$、维生素 $B_2$、二氧化硅。

养生保健作用：姜黄素是由姜科植物——姜黄(curcuma-longa)的地下根茎中分离出的主要活性物质，具有广泛的生物活性如抗辐射、抗肿瘤、抗诱变，降血脂及抗动脉粥样硬化等等。尤其是具有很强的抗氧化作用，可以消除人体内有害自由基，是卫生部指定用于延缓衰老的物质。

5. 姜脉饮

主要成分：姜干粉、冰糖。

养生保健作用：养生保健方，四季不离姜。以姜代茶，以姜水代替饮料，常年饮用，起到降血压、降血脂的作用。

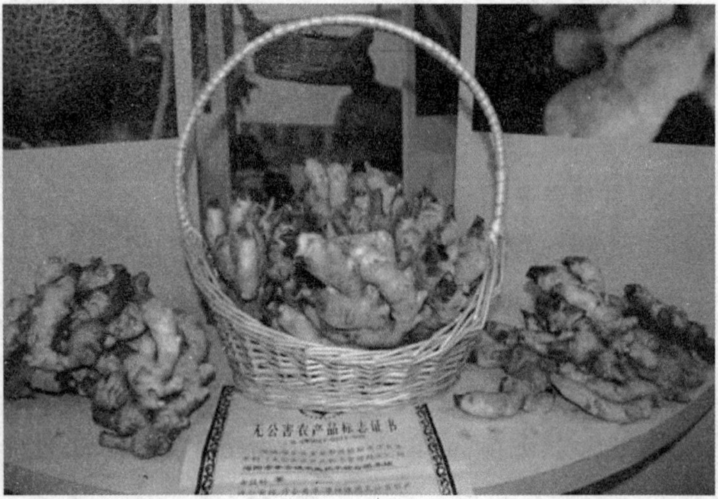

## 第七节 食姜陋习

民间食姜存在着三种陋习：

### 一、食不去皮

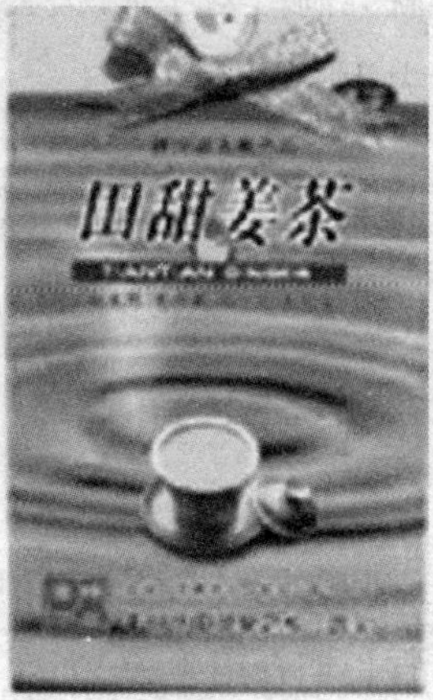


姜在栽培时，以母姜作基础，栽培到地里5～6个月。菜农在栽姜时，为了让姜丰产，先用土杂肥、人粪尿、牲畜的粪便做基肥（也称底肥），这些肥料中含有大量的细菌，与姜芽近距离接触，姜在吸收养分时，也将许多细菌沾在了表面。因此，食姜时简单地用水冲洗一下，是去不了污物的，所以要剥去姜的表皮，再切成条。刮姜皮时，用带棱的筷子或者用刨刀刮去姜的表皮，这样既干净卫生，又口味纯正。

### 二、吃烂姜

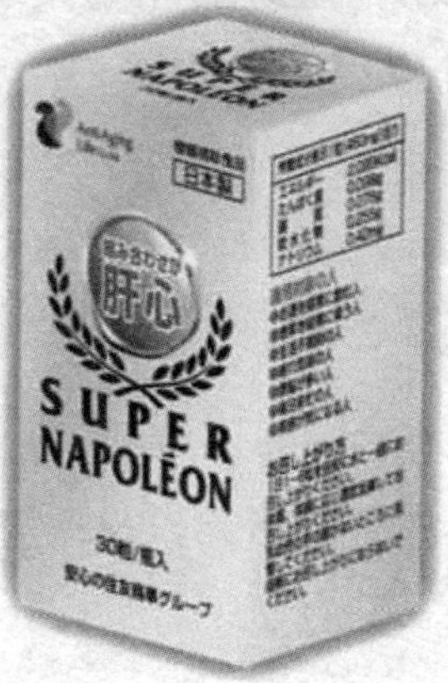


在民间，有烂姜不烂味之说，照吃烂姜。实际上，这是一种错误的陋习和观念。因为烂姜容易产生黄曲霉菌等致癌物质，因此烂姜是绝对不可食用的。

### 三、吃冻姜

北方天冷时，鲜姜保温不好就可能冻伤。冻伤的姜外皮发亮，皮薄肉厚，看起来很漂亮，实际上是冻胀的表现。解冻后，就会淌出姜汁水，失去姜的营养成分和风味特色，其营养价值大为降低。

## 第八节 食姜禁忌

1. 凡属阴虚火旺、目赤内热者，或患有痈脓疮疖、肺炎、肺脓肿、肺结核、胃溃疡、胆囊炎、肾盂肾炎、糖尿病、痔疮者，都不宜长期食用生姜。

2. 吃生姜并非多多益善。夏季天气炎热，人们容易口干、烦渴、咽痛、汗多，生姜性辛温，属热性食物，根据“热者寒之”原则，不宜多吃。在做菜或做汤的时候放几片生姜调一下味儿即可。